KB108753

炭 化 玄 米

탄화현미

그 리 고

道

몸 길

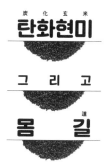

탄화현미炭化玄米 그리고 몸 길道

발행일	2018년 6월 8일			
지은이	쌀몸 정국수			
펴낸이	손형국			
펴낸곳	(주)북랩		편집	오경진, 권혁신, 최예은, 최승헌, 김경무
편집인	선일영			
디자인	이현수, 김민하, 한수희, 김윤주, 허지혜		제작	박기성, 황동현, 구성우, 정성배
마케팅	김회란, 박진관			

출판등록 2004. 12. 1(제2012-000051호)
주소 서울시 금천구 가산디지털 1로 168, 우림라이온스밸리 B동 B113, 114호
홈페이지 www.book.co.kr
전화번호 (02)2026-5777   팩스 (02)2026-5747

ISBN 979-11-6299-163-3 03510 (종이책)   979-11-6299-164-0 05510 (전자책)

건강은 부족한 것을 채우고 과잉을 제거하는 균형에서 시작된다

炭 化 玄 米
탄화현미

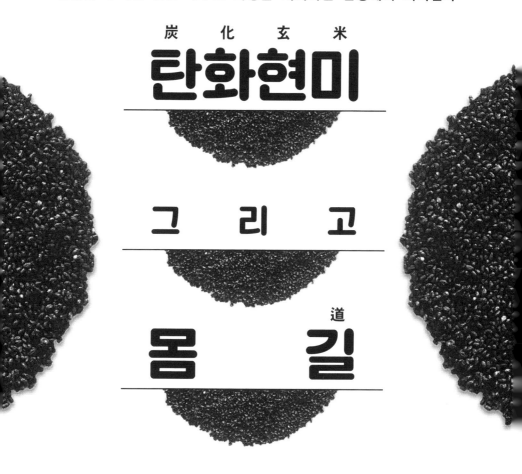

그 리 고

道
몸 길

쌀몸 **정국수**

건강 악화로 죽음의 문턱에까지 이르렀던 저자가 무병장수의 비밀인
탄화현미를 통해 삶을 바꾼 일화와 그 비법을 공개한다!

북랩 book **Lab**

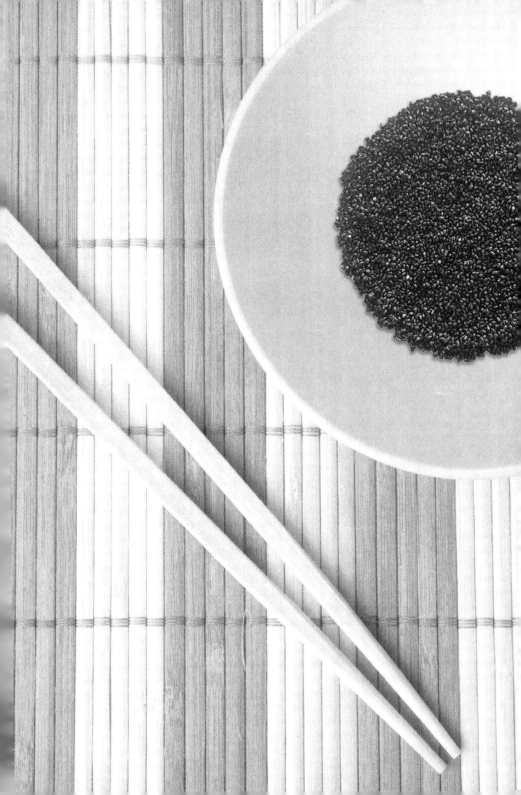

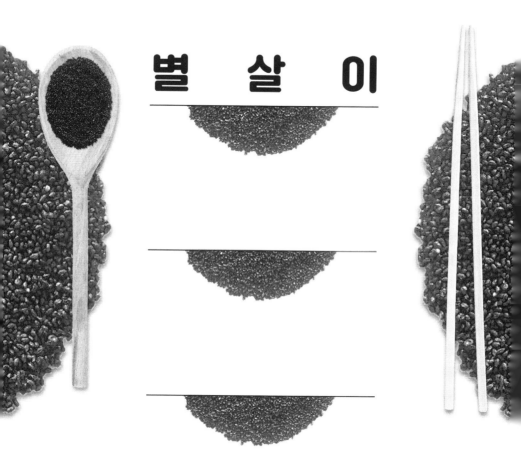

별 살 이

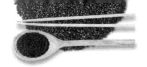

별 살이

태초에 하늘이 열리고 하늘의 에너지가
수 억겁의 시간 동안 충돌과 합체를 하여
에너지의 균형으로 우주의 질서를 이뤘다.

에너지 덩어리 별들은 저마다 고유한 에너지를 담고
별들과 균형과 질서의 자리를 잡았다.

별 중에는 에너지를 생명으로 키운 별이 있는데
그 별은 지구별이라.

지구별은 하늘의 티끌을 받아
물을 짓고
대기를 두르고
빛을 가두었다.

생명은 물에 담긴 에너지와 대기의 숨 그리고 빛의 파동순환으
로 성장, 진화했다.

물과 숨 그리고 빛의 파동순환을 앞장서서 성장, 진화시킨 생명

체가 사람이다.

생명은 저마다 에너지를 지니고 생명 간의 균형과 조화를 이뤄 신생 성장, 진화하고 있다.

사람은
진화를 왜곡하는 발전 에너지를 얻고부터 하늘의 에너지를 거스르는 화를 키우게 되었다.

사람의 발전 에너지가 왜곡되는 것은
교환과 맛 때문이다.

교환의 최종 정점인 돈 때문에
사람별의 하늘 에너지가 엉켜 뒤틀리고
유지 에너지의 시작점인 맛 때문에
사람별의 몸체가 균형을 잃고 아파한다.

돈의 균형은 사람별의 관계 속에서 변증법적인 순환을 할 수밖에 없고 사람별의 개별적인 판단에 의해
즐거움이 될 수도 있고
괴로움이 될 수도 있다.
사람별은 에너지를 위해 섭생을 하는데

맛이 섭생의 균형을 흩트려 몸을 병들게 하여
고통과 두려움으로 빛을 잃어가고 있다.

몸은
하늘 에너지를 담고 있는 지구별의 에너지를 받아들이면
생명의 순환적인 에너지를 반복하여 별답게 살 수 있다.
몸은 지구별의 대기가 품은 공기와 호흡해야 한다.
몸은 지구별의 대기가 가둔 빛과 함께해야 한다.
몸은 하늘이 들어 올리고 땅이 품은 물에 젖어 있어야 한다.
몸은 지구별의 공기와 빛 그리고 물과 함께 스며있는 에너지원
인 미네랄이 담겨있는 소금(素金)을 받아 에너지의 근본을 유지
해야 한다.
몸은 공기와 빛과 물 그리고 지구의 미네랄인 흙이 키운 곡식을
받아들여 에너지를 성장시켜 생명을 연속해야 한다.
몸은 공기, 빛, 물, 곡식을 입으로 먹고 말하는 것에 따라 사람
별의 밝기가 정해진다.
사람별의 에너지는 활동으로 나타난다.

사람별의 밝기와 활동이 정해지면
그것이 운명이다.

사람별은

신생 성장 소멸과 신생 성장 소멸의 순환만 있었는데
에너지의 불균형으로 병(病)이 생겼다.

현대 의학은 한 몸에서
만 가지가 넘는 병을 찾고 그것에 이름을 부여했다.

사람들은 병의 공포에 휘둘리면서도
그 병의 원인을 알기보다는 결과를 제거하는 데에만
매달리고 있다.

몸이 한 몸이듯이, 병은 한 가지뿐이다.

몸에 부족한 것을 채우고
과잉된 것을 제거하면 병은 나타나지 않는다.

부족한 것은 공기, 빛, 물, 소금이고, 남는 것은 사람이 키우고
만들어 맛으로 먹은 쓰레기들이다.
부족한 것은 쉽게 채울 수 있다.
문제는 몸에 들어온 쓰레기를 버리기가 어렵다는 것이다.

쓰레기를 치우려고 운동을 하는데
그 효과가 미미하고 지속하기가 어렵다.

라면 한 개를 먹고 치우려면
운동을 얼마만큼 해야 하는가?

일찍이 하늘은
몸 안에 있는 쓰레기를 제거하는 것을 보내 주었다.
그러나 우리는 맛에 취해 그것을 먹지 않았다.

그것은 현미(玄米)다.
현미는 벼의 겉껍질을 벗긴 쌀이다.
그러나 진정한 현미(玄米)가 되기 위해서는
빛 에너지로 현미를 태워야 한다.

공기, 빛, 물 그리고 흙을 가장 오래 품고 자란 벼에서 열린 쌀
은 몸 에너지에 필요한 기본적인 요소를 품고 있다.
현미를 빛 에너지로 태운 것을
탄화현미(炭化玄米)라 한다.

정상적인 몸을 지닌 사람이 건강을 활기차게 유지하고
병에 대한 염려를 거두고자 한다면, 하루에 반 컵 이상의 탄화
현미를 꾸준히 먹으면 된다.

또한, 걷고 먹을 수 있는 병자가 탄화현미를 하루 한 컵 이상 먹

으면 변화가 생긴다.
10일을 먹으면 기운이 살아나고
60일을 먹으면 활력이 넘친다.
그리고 100일을 먹으면 몸이 병을 지배한다.
100일이 지난 후에는 정상인처럼 식사해도 좋다.

식품 산업과 제약 산업이 몸에 안겨준 쓰레기를
탄화현미가 청소하여 치우면 깨끗한 에너지가 공급되어
본래적인 몸 에너지의 균형이 이루어져 병이 사라진다.

공기, 빛, 물 그리고 소금을 균형 있게 유지하고
탄화현미를 섭취하면,
피곤이 사라진다.
몸에서 나는 각종 냄새가 사라진다.
가려움증이 사라진다.
입술이 트거나 포진이 생기지 않는다.
통증이 사라진다.
염증이 사라진다.
자고 일어나면 생기는 얼굴과 손발의 붓기가 사라진다.
암세포도 사라진다.

암은 종류가 많다.

그러나 사실 암은 하나다.

어느 부위에 생겼느냐에 따라 다른 이름이 정해졌을 뿐이다.

쓰레기가 몸 안에서 혈액과 체액을 오염시켜서 발생한 암은 내 몸의 세포가 아닌 다른 세포일 뿐이다.

현대의 식품 산업과 제약 산업의 결과물들이 몸에 들어와 축적 되는 현상이 광범위하게 나타나고 있다. 현재는 4명 중 1명이 암 으로 죽는다고 한다.

그러나 계속해서 축적되면 대부분의 사람이 암의 고통에서 벗 어나기 어려울 것이다.

탄화미는 화석 상태가 아닌데도 수천 년간 모양을 유지한다. 벼 의 속껍질이 탄화되면서 탄화된 속껍질이 외부 유해 요소를 방 어하기 때문이다.

탄화현미를 먹으면 오염된 몸이 정화되는 현상을 스스로 느낄 수 있다.

탄화현미는 시중에서 판매하지 않는다.

멥쌀 현미를 구하여 만들어 먹으라.

몸의 주체성이 확립되어 건강의 에너지로 별빛을 발산할 것이다.

탄화현미는 지구별의 사람들을 위해 하늘별이 내려준 선물
이다.
하늘 에너지의 순리에 따르시라.

사람을 깨끗하게 하는 것이 사람별의 성질을 갖추는 것이고, 사
람별이 맑으면 지구별도 깨끗해지는 것이다.

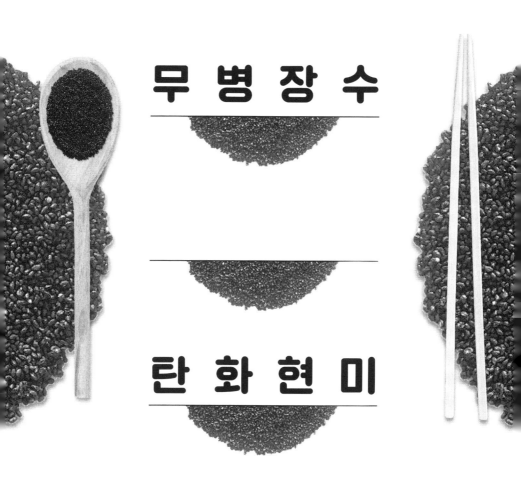

무병장수

탄화현미

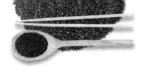

탄화현미

화석 상태가 아닌 온전한 상태로 1만 년의 세월을 견딘 것이 있으니 그것이 탄화미다.
탄화현미는 벼의 겉껍질만 벗긴 현미를 고열로 태운 쌀이다.

탄화현미를 만드는 방법은 다음과 같다.
반드시 멥쌀 현미를 구한다.
쌀을 불판에 올리고 열을 가한다(170도에서 230도 사이의 온도로 가열).
계속 저으며 탈 때까지 볶는다.
현미의 갈색이 검은색으로 변하기 시작하면 채반에 펼쳐서 널어놓는다.
식으면 유리 용기에 옮겨 담는다.

탄화현미를 복용하는 방법은 다음과 같다.
매 식사 전후에 두 숟가락을 입안에 넣고 굴리면서 오물오물 깨물어 드시라.
건강을 염려할 필요가 없어진다.
특히, 대사성 질환(비만, 당뇨, 고혈압, 고지혈증)과
암에 대한 공포에서 벗어날 수 있다.

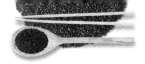

탄화현미의 힘

볏짚은 바위를 쪼개는 힘을 지니고 있다.
석수장이가 바위를 쪼갤 때는 쪼개고자 하는 부위에 구멍을
낸다.
그리고 그 속에 볏짚을 넣고 물을 부어 놓으면, 짚의 섬유소가
부풀어 그 힘으로 바위를 쪼갠다.

탄화현미에는 볏짚의 섬유소와 미네랄 성분이 가득 들어 있다.
만약 현미를 생으로 먹거나 익혀 먹으면, 사람의 소화기관은 현
미 속에 있는 질기게 엉겨 있는 섬유소와 미네랄을 분해하거나
흡수하지 못한다.
따라서 현미를 우리 몸속에서 제대로 분해, 흡수하기 위해서는
탄화(炭化, 태워)해 먹어야 한다.

현미를 탄화해 먹으면 분해와 흡수가 잘되어 사람의 몸속에서
여러 가지 효능을 발휘하는데, 그 효능은 다음과 같다.

(1) 미네랄의 보물창고 역할
- 몸의 호르몬 작용이 균형을 유지하게 한다.
- 또한, 미네랄은 각종 대사성 질환과 암을 예방한다.

(2) 몸속에서 음이온 발생

- 혈액 정화, 정신안정의 효과를 불러온다.

- 자율신경 조절, 면역강화, 세포 활성화 등의 효능이 있다.

- 유전자 변이가 일어나지 않도록 한다.

(3) 몸 안의 독성물질 제거

- 탄화현미를 먹으면 기존에 먹었던 약독(藥毒)을 제거하여 피를 맑게 한다.

- 특별히 다이어트를 하지 않아도 적정 체중을 유지하도록 한다.

(4) 몸속에서 원적외선을 방사

- 체열을 올린다(체열 1도를 올리면 만병이 없다는 이야기도 있다).

탄화현미를 먹기 시작하면 막힌 핏줄이 열리는 효과를 경험할 수 있다. 놀라지 마시라. 몸이 찌릿할 때마다 기뻐하시라.

식사 전후로 탄화현미 두 숟가락을 계속 씹어서 입안에서 죽이 되게 씹어 먹으시라.

몸에 생기가 넘쳐 별빛과 어울리는 춤을 출 것이다.

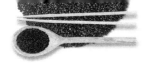

탄화현미란?

탄화현미는 현미를 불판 온도 170~230도 사이에서 태운 것이다(이때는 반드시 멥쌀 현미를 사용해야 한다. 찹쌀 현미는 튀겨진다).
이외에는 어떤 형태의 첨가물도 넣지 않는다.
심지어 물을 사용해서도 안 된다.

탄화현미를 만드는 과정은 커피 로스팅(Roasting) 과정에서 생두(Green Bean)를 프렌치(French)와 이탈리안(Italian) 단계까지 로스팅하는 것과 같다.

탄화현미는 네 가지 맛이 난다. 처음 씹을 때는 쓴맛 그리고 약간의 짠맛이 나고, 이 맛을 지나면 신맛이 섞인 단맛을 낸다.

약은 쓰다. 탄화현미는 약 같은 곡식이다.
씹지 않으면 삼킬 수 없어 씹게 되는데, 씹으면 네 가지 맛이 우러나와 귀밑샘, 턱밑샘, 혀밑샘에서 물이 솟아나게 한다.
침에 버무려진 탄화현미는 위장을 편하게, 소장은 즐겁게, 대장은 깨끗하게 한다.
위하수(胃下垂), 위궤양(胃下垂) 등 소화기 계통의 만성 질환으로 고통받는 일이 없게 한다. 따라서 육부(六腑)가 건강해져 오장(五臟)

을 튼튼하게 한다. 오장육부가 깨끗하고 제 기능을 발휘하기 때문에 온갖 대사성 질환(당뇨, 혈압, 고지혈증)이 사라진다.

심장병, 신장병으로 투병하는 일이 없게 한다.

별도의 채소를 먹지 않아도, 변비는 탄화현미를 7일만 먹으면 해소된다.

그리고 나쁜 지방을 분해하기 때문에 비만 및 각종 알레르기에서 벗어난다.

몸이 젊어지고, 체중이 조절된다.

피부가 고와지고, 활력이 생긴다. 또한, 단맛에 길든 체액을 변화 또는 중화시키는 쓴맛이 맛의 균형을 찾아줘 절식(節食)과 소식(小食)을 가능하게 한다.

몸이 스스로 유해한 먹거리를 피하고 마음의 안정이 생겨 건강을 꾸준히 유지할 수 있다.

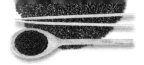

탄화현미 _ 세포 죽

몸은 세포가 세운 모양이다.
세포를 바로 세우면 몸은 바로 선다.

세포를 바로 세우기 위해서는
맑은 공기
바른 빛
하늘이 들어 올리고 땅이 품은 물
태초에 지구를 이룬 미네랄이 균형을 이루는 섭생과 생활에 직접적인 영양을 공여(供與)하는 세포 죽(粥)을 먹어야 한다.

세포 죽은 끓여 먹는 것이 아니다. 탄화현미를 입안에 넣고 900번가량 치아와 혀를 움직여 샘(침샘, 혀밑샘, 귀밑샘)에서 물을 길어 올려 녹여 먹는 것이다.

건강한 사람도 하루 두 번 이상 하면 건강을 유지하고
환자인 경우에는 식전, 식후 하루 6회를 하면 기력과 식욕이 회복되고 위장이 편안해져 세포가 활력을 갖는다.

탄화현미 세포 죽이 만병을 씻어낸다.

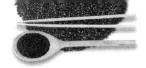

혁명의 탄화현미

물질혁명은 파괴를 동반하고
정신혁명은 피를 불러왔다.

촛불 혁명은
피를 부르지 않았다.
촛불을 모아
평화와 번영을
설계하고 실천하는
리더와 광장을 만들었다.

탄화현미 혁명은
몸을 파괴하지 않고 이루어진다.
몸이 균형을 찾아
내부로부터 생기는
독소를 제거하고
외부로부터 침입하려는
모든 것을 막아낸다.

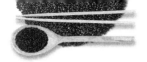

음양오행(陰陽五行)

음양오행은 주체(몸)를 기준으로 우주를 보는 관점이다. 그런데 세간에 회자되는 음양오행의 관념은 매우 추상적이다.

구체적인 우주의 질서를 추상적으로 해석하다 보니, 전문가가 아니면 이해하기 어렵다. 또한, 전문가라는 사람들은 일반인이 잘 이해할 수 없다는 것을 악용하여 지적인 현학을 일삼고 사기(詐欺)를 치고 있다.

음양은 주체와 객체를 말한다.

주체는 양이고 객체는 음이다.

오행은 객체의 주요소를 다섯 가지로 정한 것이다.

몸은 주체로서 양(陽)이며 객체인 음(陰)의 오행[五行: 기(氣), 광(光), 수(水), 금(金), 곡(穀)]에 의해 완성된다.

몸은 오행과 어떤 균형을 이루느냐에 따라 생로병사(生老病死)가 정해지는 것이다. 몸의 궁극적인 기초는 원자다. 오행의 양전자만 축적하면 원자의 균형이 깨진다.

원자의 균형이 어긋나면 세포에 변이가 생겨 각종 질병이 생긴다. 사람들이 두려워하는 암과 치매가 생긴다.

그 때문에 몸속의 양전자에 균형을 주는 음전자를 채워야
한다.

공기 속에도 일부 음전자가 있다.
그러나 세포 속에 도달하는 데는 한계가 있다.
탄화현미의 음전자는 입에 들어가는 순간부터 배설하기 전까지
음전자를 발생시켜 양전자와 균형을 이룬다.

탄화현미를 수시로 먹으면, 몸의 음양(陰陽)이 균형과 조화를 이
룬다. 따라서 생로병사(生老病死) 없이 생로사(生老死) 할 수 있다.

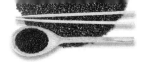

현미(玄米)

여러 식물 중에서도 벼는 많은 물과 햇빛을 통해 쌀을 낳는다.
쌀은 먹는 방식에 따라 영양 섭취 정도가 달라진다.

벼의 겉껍질인 왕겨를 벗겨낸 것이 현미(玄米)다.
벼의 속껍질까지 벗겨낸 것은 백미(白米)라고 한다.

현미(玄米)는 영양소와 미네랄은 풍부하나, 소화와 흡수가 더디
거나 잘되지 않는다는 단점이 있다. 백미는 소화와 흡수는 빠르
나, 벼 본래의 영양을 온전히 흡수하기 힘들다는 단점이 있다.

현미에서 현(玄)은 검은빛과 하늘빛을 뜻한다. 즉, 현미(玄米)는 검
게 해서 먹어야 하늘빛을 볼 수 있다는 것이다. 물론 현미는 여
러 번 찌거나 쪄서 볶아 먹어도 흡수에 약간의 도움이 된다.

그러나 현미를 온전하게 흡수하려면 반드시 검게 해서 먹어야
한다.
검게 하는 방법은 탄화시키는 것이다.

탄화시킨 현미(玄米)는 우리 몸속에 잘 흡수되며, 그 어떤 식품에

서도 흡수하기 어려운 다음과 같은 성분이 있다.

① 셀레늄(Selenium, Se): 항산화 작용

② 감마오리자놀(γ-Oryzanol): 호르몬 체계 조절

③ 메싸이오닌(Methionine): DNA, RNA 생성에 핵심적 역할 담당

④ 식물산(Phytic acid): 체내 중금속 배설

⑤ 토코페롤(Tocopherol)

⑥ 섬유질(Fibroid material, 纖維質)

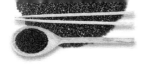

탄화현미의 음이온

음이온이란 (-)전하를 띠고 전자의 수가 양성자보다 더 많은 상태의 입자를 의미한다. '공기 속의 비타민'이라고 불리는 음이온은 혈액 중의 전자 농도를 증가시켜 체내 활성산소의 활동을 억제하고 노화를 방지하는 항산화 작용을 한다. 탄화현미의 음이온 발생량은 맥반석의 10배 이상이다. 참숯과 버금가는 발생량을 지닌 것이다.

이러한 탄화현미의 음이온 작용은 다음과 같이 이루어진다.

① 혈액 정화 작용 ② 세포 부활 작용
③ 저항력 증진 작용 ④ 자율신경 조절 작용
⑤ 피로 해소 작용(음이온이 체내로 흡수되어 체액이 약알칼리성이 된다. 몸의 신진대사가 활발하게 되어 몸에 쌓인 피로물질을 완전 연소시켜 피로를 해소한다.)
⑥ 알레르기 체질 개선
⑦ 통증 완화(양이온이 체내로 흡수되면 체액이 산성화되어 혈액의 흐름이 방해를 받아 통증의 원인이 된다. 음이온이 체내의 이온 균형을 이뤄 신진대사를 원활하게 하여 통증을 완화한다.)

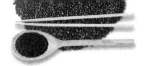

탄화현미 1단계

_ 섭생(攝生)

건강한 사람이라도 그 건강을 지속하기 위해서는 몸의 호르몬 균형을 유지하는 항상성을 지녀야 한다. 또한, 몸 안에 쌓여가는 독성을 제거하고 피를 맑게 하여 세포를 건강하게 하는 면역력을 강화해야 한다.

이를 위해 '탄화현미 1단계'를 권한다.

아침에 일어나면 음양탕(물소금: 물소금의 개념은 이 책에서 설명할 예정이다)을 500㎖ 정도 마신다. 아침 출근 준비나 식사 준비를 하며 탄화현미 2~3순가락을 입안에 넣고 꼭꼭 죽이 되도록 씹어서 삼킨다. 아침 식사는 인스턴트식품이나 가공식품을 제외하고는 먹고 싶은 대로 먹는다.

점심 식사는 탄화현미 2순가락을 기본으로 하고 처지와 상황에 따라 먹는다. 저녁은 탄화현미 2순가락과 되도록이면 집밥을 먹도록 한다. 불가피하게 외식을 하게 될 경우에는 가능하면 적게 먹도록 한다.

저녁 식사 후에는 꼭 탄화현미 2순가락으로 식사를 마무리한다. 탄화현미는 아침 식사부터 저녁 식사, 식간에 언제든지 먹어도 좋다.

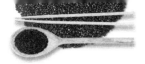

몸의 변화
_ 일반사례 종합

하루에 탄화현미 한 컵과 물소금 500㎖ 4병을 먹고 나타난 몸의 변화(반드시 아침에 일어나면 물소금 1병을 마시고, 탄화현미 2숟가락을 잘 씹어먹는다. 오후 8시 이후에는 음식이나 간식을 삼간다)는 다음과 같다.

5일째, 입속과 몸에서 냄새가 나지 않는다. 어지럼증이 사라진다. 7일째, 구내염이 사라지고 당 수치가 내려간다. 10일째, 두통이 완벽하게 사라진다. 변비가 해소되기 시작한다. 15일째, 하지정맥류가 완화되고 피부가려움증이 사라진다. 20일째, 손발 저림과 종아리에서 쥐 나는 현상이 사라진다.

한 달째, 뱃살이 빠져 허리가 10㎝가량 줄어든다. 피부가 맑아진다.

두 달째, 체중이 6㎏ 이상 줄어들고 당과 혈압 수치가 정상 수치에 근접한다.

석 달째, 몸이 가볍고 매사에 긍정적인 생각이 든다. 더 이상 건강 걱정은 하지 않는다. 꾸준하게 탄화현미와 함께할 뿐이다.

당뇨 증세 처리

당뇨병은 없다. 당뇨 현상이 있을 뿐이다. 당뇨 증세란 소변으로 포도당이 배출되는 현상이다. 흔히 아는 당뇨 증상은 삼다 [三多: 다음(多飮), 다뇨(多尿), 다식(多食)] 증상이다. 구체적인 증상은 다음과 같다. 아침에 일어나면 어지럽다. 오후가 되면 몸이 극도로 피곤해지며 배가 고프다. 잠잘 때 코를 심하게 골거나 손발 저림과 쥐가 나는 경우가 생긴다.

당뇨는 병(病)이 아니고 증세이기 때문에 치료보다는 원인을 제거해야 한다. 탄화현미와 물소금으로 100일 이내에 원인을 제거할 수 있다.

그 과정을 살펴보자.

① 아침에 일어나면 물소금(볶은 천일염 0.9% 정도 함량의 물) 500㎖를 마신다. ② 아침 식사 전후로 탄화현미 2숟가락을 잘 씹어 먹는다. ③ 식간에 물소금 500㎖를 마신다. ④ 점심 식사 전후로 탄화현미 2숟가락을 잘 씹어 먹는다. ⑤ 저녁 식사는 되도록 일찍 먹고 식사 전후로 탄화현미 2숟가락을 잘 씹어 먹는다. ⑥ 간식을 삼가고, 만약 음식이 생각나면 물소금을 마신다.

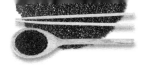

고혈압 완화

"만병의 근원"
고혈압 600만 명 시대라고 한다.
수치에 끌려다니지 마시라.
그리고 너무 겁내지 마시라.

혈압이란 혈액이 혈관 벽에 가하는 힘이다.
고혈압을 완화하려면 혈액을 맑게 하고 혈관을 튼튼하게 해야
한다.

탄화현미는 독소 제거와 음이온 작용으로
혈액을 맑게 한다.
그리고 혈관 벽을 깨끗하게 청소하여 혈관을 튼튼하게 한다.

식사 전후로 하루 한 컵 이상의 탄화현미를 잘 씹어 먹으면 혈
압은 정상을 유지한다.
그리고 몸은 항상성과 균형을 이룬다.

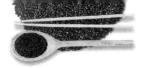

경로당의 탄화현미

경로당에서 나이 드신 어른들과 얘기를 나누다 보면, 처음에는 은근히 자식 자랑을 하신다.

그러나 이내 살아온 얘기와 세상살이 얘기를 하시다가 결국 어떻게 죽을 것인가를 걱정하신다.

"아프지 않고 죽어야 하는데."

"아프다 죽더라도 치매는 없어야 하는데."

어르신들이 탄화현미를 드시는 데 있어 가장 큰 약점은 치아 문제다. 치아가 좋지 않으신 어르신들은 탄화현미를 입안에서 불려 드시거나 갈아서 드시도록 권한다.

100일 동안 식사 전후에 2숟가락을 드시고, 주전부리 식으로 탄화현미를 틈틈이 드신 어르신들의 말씀을 종합해 보면 다음의 효과가 있다.

① 몸에서 노인 냄새가 나지 않는다.
② 아침에 일어나기가 수월하다.
③ 뼈마디의 통증이 완화되었다.
④ 머리가 맑아지고 눈이 밝아졌다.

탄화현미를 먹으며 일어나는 개개인의 특이한 상황 변화 중에는 드시던 12가지 약을 끊으신 분도 계셨다.

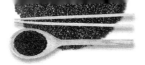

술과 담배

술은 약이다. 적절하면 몸에 이로우나 지나치면 독이 된다. 술은 반복성과 지속성 그리고 과음으로 이어지면 몸에 생채기를 남긴다. 특히, 직장인들은 조직의 음주문화를 벗어나려 해도 왕따의 처지가 될까 우려하는 마음에 술에 끌려다닌다. 혼자서 술을 마신다거나, 오후가 되면 술 생각이 난다면 환자에 근접한 수준이다.

탄화현미는 술로 인한 몸의 생채기를 바로잡는다. 그 과정은 다음과 같다.

① 술 마시러 가기 전에 물소금 500㎖를 마시고 탄화현미 2순가락을 잘 씹어 먹는다. ② 술을 마시고 난 후에는 탄화현미 3순가락을 잘 씹어 먹는다. ③ 자고 일어나면 몸에서 나던 숙취로 인한 냄새가 나지 않고 정신이 맑고 또렷해짐을 바로 느낄 수 있다.

담배는 기호품이다. 요즘은 담배의 역기능만 강조되고 있다. 세금 내는 것을 제외하고는 백해무익(百害無益)하다고 한다. 담배를 피우고 있거나 끊고 싶다면, 탄화현미를 드시라. 담배가 생각나면 약간의 탄화현미를 잘 씹어 드셔라. 입에서 담배 냄새가 나지 않고 금단현상도 줄어든다.

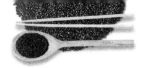

똥(糞)과 쓰레기

밥은 피가 된다. 피는 뼈와 살을 기르고 거느린다.

피가 맑으면 몸이 건강하다.

밥을 먹는다는 표현을 곡기(穀氣)를 한다고 한다.

곡(穀)을 파자(破字)하면 화(禾)가 있다. 대표적인 곡식으로는 벼(쌀)가 있다.

그래서 곡기를 먹고 배설하는 덩어리를 똥(糞)이라 한다. 똥(糞)에는 쌀(米)이 있다. 이를 파자해보면 똥은 다시 땅(田)과 함께(共)한다는 뜻이다.

곡기를 먹고 똥을 누면 냄새가 나지 않는다.

고기와 채소, 과일을 먹고 누는 것은 똥이 아니라 쓰레기다.

쓰레기를 줄여야 한다. 우리 몸 안의 쓰레기가 각종 병(病)을 키운다.

그래서 사료로 키운 고기와 생채소, 생과일을 먹을 때는 신중해야 한다. 불가피하게 먹는다면 이를 정화해야 한다. 그 정화의 곡식이 탄화현미다.

탄화현미를 다른 쓰레기의 섭생 전이나 후에 꼭 드시라. 놀라운 변화를 바로 느낄 수 있다.

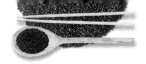

보험과 의사

보험과 의사의 공통점은 비용이 발생하고
결과를 처리한다는 데 있다.
우리는 보험에 가입함으로써
심리적인 안정을 찾을 수 있다.

또한, 의사를 만나서 병세의 과정에 대한 설명을 듣거나 플라세
보(Placebo) 효과를 볼 수 있다.
그러나 보험이나 의사는 원인을 제거하는 데는 그 역할을 다하
지 못한다.

몸의 안전이나 건강은 이상이 생겼을 때
몸이 주체가 되어야 원인을 제거할 수 있다.
그런데 우리는 대부분 일반적인 경우 '자궁 회귀 본능'의 편의와
게으름에 익숙하여 원인을 제거하는 데 몸을 쓰지 않고 보험과
의사 그리고 약물에 의존한다.

탄화현미와 물소금은 저비용·고효율의 보험이며 의사다.
건강한 사람이라도 탄화현미와 물소금 보험을 들어야 한다.
탄화현미 물소금 보험을 들고 나면 의사가 항상 몸과 동행하는

것과 같다.

아침에 일어나면 물소금 500㎖를 마신다.
아침밥 먹기 전에 탄화현미 두 숟가락을 잘 씹어 먹는다. 점심
과 저녁 식사 전후에도 두 숟가락을 먹는다.

하루 기준으로 보면,
물소금 1,500㎖ 이상을 마신다.
탄화현미 한 컵을 잘 씹어 먹는다.

그리고 틈나는 대로 걷고 저녁에 간식을 삼가면

몸에 의사가 상주하는 것과 같다.

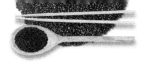

건강 판매술(販賣術)

건강 관련 동영상을 보면 95% 이상이 특정 상품을 팔기 위한 수단으로 이용되고 있음을 알 수 있다.

지상파 방송에서도 그런 경우를 종종 보는데, 특정 방송에서 무슨 병에는 무엇이 좋다는 전문가들의 설명이나 체험자들의 인터뷰가 방송되는 와중에 홈쇼핑 화면을 보면 그 제품을 팔고 있는 경우도 있다.

종교 집단에서도 신자들의 믿음에 호소하여 간증의 방식으로 제품의 성능을 소개하고 판매한다.

또한, 대체의학과 자연치유를 소개하면서 특정 제품이나 상품을 파는 행위도 다반사다.

건강에 관련된 상품 중에 몸의 외면에 사용하여 효과를 발휘한다고 설명하는 제품은 피하라. 그 효과가 아파트 계단을 오르내리는 것의 1%도 미치지 못한다.

섭생하는 상품 중에서 화학적인 제조과정을 거치거나

캡슐형으로 판매하거나 구하기 어려운 재료, 값이 비싼 재료로 만들어진 상품 등은 멀리하시라.

탄화현미와 물소금처럼 생활 속의 재료를 저비용으로 요리하여 소박하게 먹고, 주변 환경을 활용하여 활동 같은 운동을 하면 좋은 건강을 오래도록 유지할 수 있다.

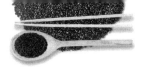

탄화현미 반반(半半) 생활

하루는 24시간이다.
건강한 사람이 건강을 유지하려면 반반 생활을 해야 한다.

태양과 지구의 속삭임을 품고 살아가는 사람은
지구의 생명력에 순응해야 한다.
그 생명의 가장 기초적이고 근본적인 것이
빛 그리고 그림자다.
빛의 생력(生力)으로 일하고 먹어야 한다.
그림자의 생력(生力)으로 쉬고 잠자야 한다.
그래야 비로소 사람도 별이 될 수 있다.

아침 6시부터 저녁 6시까지를 생반(生半)으로 해야 한다.
저녁 6시부터 아침 6시까지를 휴반(休半)으로 해야 한다.

생반에는 노동과 먹기를 해야 한다.
특히 '먹기'는 몸의 기운을 돋우고 항상성을 유지하는 기본 행위
이니 각별한 실천이 중요하다.

아침은 꼭 탄화현미를 먹어야 한다.

그리고 유해 음식을 제외하고는 먹고 싶은 것을 골고루 먹어도 된다.
되도록 본인이 직접 만들어 먹어야 한다.

점심은 위에 점만 찍는다는 기분으로 상황에 맞춰 먹어야 한다.
점심을 집밥으로 먹을 수 있으면 좋지만, 그렇지 못하더라도 탄화현미와 소식(小食) 그리고 가려 먹는 데 초점을 두어야 한다.

저녁 식사는 탄화현미 외에는 버린다고 생각하고 먹어야 한다.
그리고 반드시 6시 이전에 식사를 마쳐야 한다.

휴반에는 쉬고 자도록 해야 한다.
그렇게 하면, 쉬는 동안 먹었던 탄화현미가 몸을 정화한다.

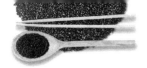

탄화현미 섭생을 통해 본 예상수명

섭생과 태도가 바뀌면 노자(老子)의 수명을 누릴 수 없는 자가 없다.

노자(老子)의 생몰(生歿) 연대에는 여러 이설(異說)이 있다. 그중에는 깊은 산에 검은 곡식을 가지고 들어가 살았다는 전설이 있다.

신선 세계에서는 노(老)자에 자(子)자를 붙여 장수(長壽)의 상징으로 섬기고 있다. 노자는 탄화미와 소금만 먹고 살았다고 한다.

노자의 수명에 대해서는 다음과 같은 설이 있다.

(1) 노자의 수명에 관한 이설
① 160세설[100세를 살고 1회갑(回甲)을 더 살았다]
② 200세설[3회갑(回甲)을 살고 20년을 더 살았다]

『구약성서』에 등장하는 므두셀라(Methuselah)는 969세까지 살아 장수의 대명사로 알려져 있는데, 그가 먹은 주식은 탄화 곡류였다고 한다.
현재의 문명과 우주의 기력을 종합하고, 탄화현미를 꾸준히 섭생한다는 것을 전제로 연령 기준을 정하면 그 연령대별 삶은 다음과 같다.

(2) 탄화현미 섭생을 통해 본 예상수명

① 소년(少年), 청년(靑年): 1~20세, 20~40세

② 중년(中年): 41~60세

③ 중·장년(中長年): 61~80세

④ 장년(長年): 81~100세

⑤ 노년(老年): 101~120세

⑥ 장수년(長壽年): 121~140세

⑦ 소풍년(消風年): 141~160(혹은 180세, 200세 이상)세, 가고 싶을 때 건강한 소풍을 간다.

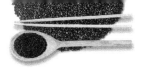

탄화 곡류에 대한 이해

곡류를 섭취하는 방식에는 생식(生食)과 화식(生食)이 있다.

생식은 물과 불을 활용하지 않고 자연 그대로 또는 가공한 음식을 먹는 것이다.

화식은 물과 불을 활용해 음식을 익혀 먹는 것이다. 물을 이용해서는 삶거나 쪄서 먹고, 불을 이용해서는 볶거나 태워 먹는 방식이다.

곡류 중에서도 쌀은 탄화될 때 영양소의 저장성이 뛰어난 점에 착안하여 섭생한 결과, 인체에 경이로운 효능이 발견되었다.

섬유소와 미네랄이 감싸고 있는 쌀, 보리, 옥수수 등은 탄화될 때 숯의 기능을 발현한다. 그리고 몸에 잘 흡수될 수 있는 최적의 조건을 갖춘다.

단백질과 지방이 풍부한 콩과 깨는 볶을 때 그 기능이 향상되기 때문에 선식을 만들 때 콩을 볶고, 기름을 짤 때는 깨를 볶는다.

고기를 주식으로 하는 중동인들과 유럽인들은 밀가루를 반죽·발효한 뒤에 이를 구워 먹어 고기의 유해성을 중화한다. 특히 커피를 태우듯이 볶아서 먹는 나라에서는 이것이 심장병과 간 질환에 매우 유효하다는 의학적인 보고가 많다. 차(茶)를 만들 때 모든 재료는 볶거나 찌는 과정을 거친다. 삶거나 쪘을 때는 우러나오지 않던 유효 성분이 볶으면(덖으면) 잘 우러나기 때문이다.

탄화하거나 볶아 먹지 말라는 말은 동물성 음식에 해당한다. 동물성 단백질이나 지방이 탈 때는 벤조피렌(Benzopyrene) 등의 발암물질이 생성된다.
반면 곡식을 탄화시키거나 볶을 때는 발암물질이 생성되지 않는다.

곡식을 탄화시키거나, 굽거나, 볶아 먹으면 노폐물로 오염된 인체를 매일 깨끗하게 정화할 수 있다. 또한, 소화 상태를 최적화시켜 맑은 피를 생산하여 건강한 세포를 키운다.

피가 맑고 세포가 건강하면 병(病)이 없다.

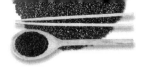

탄화현미 활력법

입안에 물이 마르면 몸의 활력이 떨어진다.
따라서 활력을 찾기 위해서는 몸속의 물을 항상 유지해야 한다.
물을 유지하려면 핏속에는 미네랄이, 장(臟) 속에는 유산균이 균형을 유지해야 한다.
특히, 오후에 에너지가 방전되다시피 급격하게 떨어지는 사람은 미네랄과 유산균의 균형을 위한 섭생을 해야 한다.

아침에 일어나면, 음양탕(물소금)을 한 잔 마신다.
아침 출근 준비나 식사 준비를 하며, 탄화현미 2순가락을 꼭꼭 죽이 되도록 씹어서 삼킨다.
아침 식사는 인스턴트식품이나 가공식품을 제외하고 먹고 싶은 대로 먹는다.
사양마소[사과, 양파, 마늘, 소금(볶은 천일염)으로 만든 유산균] 한 잔을 마신다.
중간에 간식이 생각나면 탄화현미 1순가락과 물소금을 마신다.

점심은 처지와 상황에 따라 먹되
식사 전후로 탄화현미 2순가락을 먹는다.
그리고 물소금을 마신다.

오후에 간식이 생각나면 탄화현미 1숟가락과 물소금을 마신다. 저녁은 탄화현미 2숟가락과 사양마소 한 잔을 먼저 먹고 다른 음식은 여유를 갖고 천천히 배의 8할 정도가 찰 때까지만 먹는다.

이렇게 한다면 온종일 활력이 넘쳐 주변을 건강하게 할 수 있다.

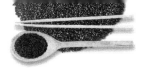

탄화현미와 체중조절

과체중을 표준체중으로 유지하려면, 탄화현미 섭생과 물소금 요법을 100일만 실천하면 된다. 그 방법은 다음과 같다.

아침에 일어나면 음양탕(물소금 500㎖)을 마신다.
아침 출근 준비나 식사 준비를 하며, 탄화현미 2~3숟가락을 꼭꼭 죽이 되도록 씹어서 삼킨다.
아침 식사는 인스턴트식품이나 가공식품을 제외하고 먹고 싶은 대로 먹는다.
물소금을 마신다.
중간에 간식이 생각나면 탄화현미 1숟가락과 물소금을 마신다.

점심은 처지와 상황에 따라 먹되,
식사 전에 탄화현미 2숟가락을, 식사 후에 2숟가락을 먹는다.
그리고 물소금을 마신다.
오후에 간식이 생각나면 탄화현미 1숟가락과 물소금을 마신다.
저녁은 탄화현미 2숟가락과 사양마소 한 잔을 먼저 먹고 다른 음식은 여유를 갖고 천천히 배의 8할 정도가 찰 때까지만 먹는다.

아침에 일어나서 12시간이 지난 이후에는 음식이나 과일 등을 먹지 않는다.

즉, 아침 7시에 일어났다면,

저녁 7시 이후에는 먹지 않는 것이다.

단, 물소금(볶은 천일염 0.9% 정도 함량의 물)은 마셔도 된다.

100일 이상 꾸준히 실행하면 과체중이 10kg 이상 줄어든다. 그리고 요요현상을 전혀 겪지 않는다.

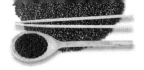

탄화현미 한 컵 실천 사례

갑돌, 을순 님의 사례를 예로 들어 탄화현미의 효능을 설명해 보고자 한다.

하루에 탄화현미 한 컵, 사양마소 500㎖ 2병, 물소금 500㎖ 4병을 챙긴다.

아침에 일어나면서부터 식전, 식간에 적당량을 먹었다.

식사는 형편에 따라 가리지 않고 먹었다.

저녁 7시 이후에는 먹는 것을 삼갔다. 이렇게 실천한 지 50여 일이 지난 후의 결과는 다음과 같았다.

몸의 반응으로 여러 현상이 있었다.

입 냄새가 나지 않는다(섭생 사흘 후). 입안의 염증이 사라졌다(섭생 열흘 후). 아침에 어지럼증이 사라졌다. 오후가 되어도 허기지지 않는다. 몸이 가벼워지고 머리가 맑고 상쾌하다(두통이 사라졌다). 눈 주위의 경련이 사라졌다. 피부가 맑아졌다. 대변에서 고약한 냄새가 나지 않는다. 배가 가벼워진 느낌이다.

갑돌 님은 8kg, 을순 님은 10kg 정도 몸무게가 줄었다.

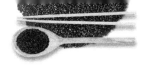

탄화현미로 살 빼기

살찐 사람들은 저마다 이유가 있다.

그리고 그 이유를 정당화 또는 합리화하며 스스로를 위안한다.

"물만 먹어도 살찐다."

"중년 뱃살은 인격이야."

"아기 집은 영원히 달고 다녀야 한대."

"살이 없으면 사람이 없어 보이잖아."

자기 키에서 100을 빼고 0.9를 곱해보자. 여기서 ±3%, 이것이 사람의 키별 적정 정상 체중이다.

예를 들어, 본인의 키가 170cm라면, 당신의 정상 체중은 (170-100)×0.9=63kg(여기서 ±3%를 적용하면 61kg 또는 65kg)이다.

살 빼는 데 약물을 투여하거나 복잡한 방법을 쓴다면 쉽지도 않을뿐더러 위험 요소가 많다.

그러나 다음의 6가지 방법을 한 달간 준수하면 체중이 5kg 이상 빠진다.

그리고 이를 100일간 실천하면 과체중 12kg 정도를 감량할 수 있다.

① 오전 6시에 일어나 하체를 찬물로 샤워한다.

② 오후 6시 이후에는 물소금(볶은 천일염 0.9% 정도 함량의 물) 외에는 먹지 않는다.

③ 물소금을 마신다. 탄화현미 4순가락을 식사 전후에 잘 씹어 먹는다(총 하루 한 컵 정도의 양).

④ 가공식품(라면, 빵류, 햄, 소시지, 캔에 든 어육 등), 커피, 음료수, 우유, 요구르트 등을 제외하고, 먹고 싶은 것을 골고루 먹는다.

⑤ 취침 전에 하체 샤워를 한다.

⑥ 침실의 창문을 한 뼘 이상 열고 잔다.

이 방법을 실천하면 몸이 가볍고 머리가 맑아져 살맛이 난다.

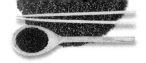

탄화현미로 암(癌) 다스리기

내 몸 안에
내 몸이 아닌 것이
내 몸을 죽이려 달려드는 것이 암(癌)이다.
내 몸에 암(癌)이 자리 잡으면 그동안 몸을 경영한 주체부터 반성해야 한다.
그런데 우리는 이런 경우 대게 먼저 병원에 몸을 맡긴다.

암(癌)은 몸에 쌓인 쓰레기다.
암(癌)은 살아온 발자취가 곪은 종양(腫瘍)이다.
발자취를 더듬어 살아온 방식을 바꾸어야 몸이 암(癌)을 이긴다.

공기, 물, 소금, 음식, 여유, 운동으로 몸을 관리해야 한다.
많은 돈이 들고 복잡한 관리를 하는 것은 암(癌)을 키운다.
비용이 적게 들고 단순하여 생활 속에서 실천할 수 있어야 한다.
몸 안의 쓰레기를 없애는 첫 번째 방법은 먼저 쓰레기를 먹지 않는 것이다. 그리고 쓰레기를 먹을 수밖에 없다면 그 쓰레기를 치울 수 있어야 한다.

쓰레기는 맑은 공기를 싫어한다.

쓰레기는 좋은 물을 두려워한다.
쓰레기는 탄화현미가 제거한다.

탄화현미는 태양 빛의 미네랄을 품고 있어 각종 균을 제거한다.

탄화현미는 음이온을 몸속에서 방출하여 세포의 변이를 예방한다.

매일 탄화현미 한 컵 이상을 꾸준히 먹으면 암(癌)에 걸릴 일이 없다.

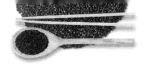

탄화현미로 암(癌) 청소하기 일과표
_ 환자인 경우

항암 또는 방사선 치료 중인 경우에는 물소금 요법에 있어 신중해야 한다.

탄화현미로 암을 청소하기 위한 일과표는 다음과 같다.

(1) 기상 후 일과표

- 6시: 5분간 미적거리며 일어난다. 기상 후에는 찬물로 배꼽 아래 하반신 샤워를 한다. 세수하며 머리를 감고 팔은 어깻죽지까지 씻는다.
- 6시 30분: 볶은 소금 3g과 끓는 물 한 컵에 냉수 한 컵을 섞은 500㎖의 음양탕을 마신다.
- 7시: 탄화현미를 입안에 넣고 불리면서 죽이 될 때까지 씹은 후에 삼킨다(3~4숟가락가량).

  먹고 싶은 것을 요리한다.

  모든 식재료는 볶은 소금 간을 한 발효식품으로 하거나 반드시 익혀서 먹는다(생채소, 생과일을 먹지 않는다).

  사양마소를 한 잔 마신다.

  과일도 중탕으로 만들어 먹는다.
- 8시: 할 일을 하며 시간을 보낸다. 목이 마르면 음양탕을 마신다.

- 9시: 할 일을 하며 시간을 보낸다. 목이 마르면 음양탕을 마신다.
- 10시: 일광욕을 하거나 할 일을 한다.
- 11시: 탄화현미를 입안에 넣고 불리면서 죽이 될 때까지 씹은 후에 삼킨다(2~3순가락가량).

  먹고 싶은 것을 요리한다.

  모든 식재료는 볶은 소금 간을 한 발효식품으로 하거나 반드시 익혀서 먹는다.

  사양마소를 한 잔 마신다.
- 12시: 할 일을 하며 시간을 보낸다. 목이 마르면 음양탕을 마신다.
- 오후 1시: 할 일을 하며 시간을 보낸다. 목이 마르면 음양탕을 마신다.
- 오후 2시: 일광욕을 하거나 할 일을 하며 시간을 보낸다. 목이 마르면 음양탕을 마신다.
- 오후 3시: 호흡을 편안하게 하며 산책을 한다. 목이 마르면 음양탕을 마신다.
- 오후 4시: 호흡을 편안하게 하며 산책을 한다. 목이 마르면 음양탕을 마신다.
- 오후 5시: 탄화현미를 입안에 넣고 불리면서 죽이 될 때까지 씹은 후에 삼킨다(2~3순가락가량).

  집밥 위주로 간편하게 저녁 식사를 한다.

사양마소를 한 잔 마신다.

- 오후 6시: 이 시간부터는 어떠한 음식도 먹지 않고 물만 마신다.

  목이 마르면 음양탕을 마신다.

  이때부터는 본인이 하는 어떠한 행위도 휴식을 최우선으로 연관 지어 하는 행동이어야 한다.

  잠들기 전에는 미지근한 물로 배꼽 아래의 하반신 샤워를 한다. 세수하며 머리를 감고 팔은 어깻죽지까지 씻는다.

(2) 취침 시 환경

- 반드시 한 쪽 창문을 한 뼘 이상 연다.
- 계절을 불문하고 몸은 따뜻하게 해야 좋다.
- 방안에 어떠한 전자기구도 들여놓지 않는다.
- 머리 방향은 동쪽이나 남쪽을 향한다.
- 베게는 낮을수록 좋다.

이렇게 한 달을 실천하면 몸에서 냄새가 나지 않고 피곤함을 모른다.

석 달을 실천하면 어지간한 암세포는 사라지기 시작한다.

아홉 달을 실천하면 몸 안에 있던 뭉치고 고정된 암 덩어리가 자폭한다.

탄화현미와 함께 먹으면 좋은 반찬

(1) 김치류
- 파김치, 민들레 김치, 고들빼기김치

  김치류의 소는 다음과 같이 만든다.

  재료를 천일염으로 간한 후 건져내어 물기를 빼고, 생새우(3)+
  통고추(1)+마늘(1)+사과(1)+찹쌀밥(3)+볶은 소금(1)의 비율로 소
  를 만들어 김치를 담근다.

  이때의 김치류는 익혀 먹을수록 좋다.

  국물을 남기지 말고 꼭 먹어라.

(2) 새우젓
- 오젓이나 육젓 새우(2)+마늘(1)+청양고추(1)+찹쌀밥(2)을 해당 비
  율대로 믹서기에 넣은 후 갈아서 냉장고에 넣고 먹는다. 먹을
  때마다 볶은 검은깨 한 숟가락을 함께 먹는다.

(3) 초콩
- 흑태(1)+감식초(2)를 해당 비율대로 유리병에 반을 채울 정도로
  담아 3일간 상온에서 숙성 후 콩만 건져내어 냉장 보관한다.
  끼니마다 5~10알 정도를 먹는다.

된장과 간장, 고추장(재래식이거나 직접 담근 것)은
항상 식탁 위에 올려놓고 식사 때마다 조금이라도 먹는다.

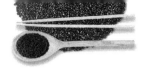

탄화현미와 피(血) 1

피가 몸을 고친다.

탄화현미는 핏속의 독을 청소한다.

수많은 질병을 병원에서 고치려고 할 것이 아니라 좋은 피가 만들어지고 잘 순환되게 해주면 된다. 그렇게 하면 피가 알아서 인체를 정화하고 암, 당뇨, 고혈압 등의 질병을 치료한다. 무슨 병이나 어떤 증세에는 무엇이 좋다는 요법이 아니라, 생명이 되는 피의 활력과 항상성을 회복시키는 것이 필요한 것이다.

몸을 돌보는 데는 균형과 조화가 필요하다.

만족할 만한 건강을 소유하려면 좋은 피가 있어야 한다. 왜냐하면, 피는 생명의 흐름이기 때문이다. 그것은 파손을 복구하며 몸에 영양을 공급한다. 피가 합당한 음식의 영양소를 공급받고 신선한 공기와 접촉하여 정화되고 활기를 띠게 되면, 그것은 신체 각 부분에 생명과 원기(元氣)를 옮겨준다. 순환이 완전하면 완전할수록 이 작용이 더욱 잘 성취된다.

음식이 피가 되고 살이 되는 것은 몸에 나타나는 생리적 사실이다.

몸의 소화 기관은 곡류 중심의 탄수화물을 소화해서 에너지(포

도당)와 영양을 얻는 구조다. 인체에는 채소의 섬유질 소화액이
없다.

탄수화물, 단백질, 지방, 비타민, 미네랄의 5대 영양소 중 요즘
시대에 인체에 가장 부족한 것은 미네랄이다.

3,500여 종이 넘는 광물 중 어떤 미량원소가 인간의 신체에 어
떠한 영향을 미치는지는 밝혀진 부분보다 밝혀지지 않은 부분
이 훨씬 더 많다. 몸에 필요한 미네랄은 통곡류의 껍질 속에 가
장 많이 함유되어 있다. 탄화시킨 곡물은 미네랄을 온전히 흡수
하게 하여 호르몬의 균형을 이루어 피를 맑게 한다.

탄화현미는 피를 맑게 하고 독을 제거하여 세포의 변이를 막
는다.

그리고 몸의 항상성을 유지하게 하여 각종 질병을 예방, 치유
한다.

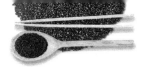

탄화현미와 피(血) 2

고(高)+혈당(血糖), 혈압(血壓), 지혈증(脂血症)

우리나라 국민의 20%인 1,000만 명이 당뇨병 증세를 보이고, 그 중에 500만 명이 당뇨 환자라고 한다. 또한, 600만 명이 고혈압 환자이고, 200만 명이 고지혈증 환자라고 한다.

환자 전성시대다.

그러나 고당뇨, 고혈압, 혈액 내 지방은 병이 아니고 현상이다. 저혈당, 저혈압도 현상이다.

현상을 지나치게 부각시켜 환자를 양성한다는 느낌이 든다.

이 세 현상의 공통점은 영양이 지나치는 것에서 비롯된다. 그 매개는 피(血)고, 혈관 안에서 나타난다.
이는 영양을 높지(高) 않고 낮지(低) 않게, 즉 적당하게 섭생하면 나타나지 않는 현상이다. 섭생으로 조절하지 않고 약으로 조절하려는 순간 환자가 되고, 환자가 된 후에 방심하면 여러 병을 얻게 된다.

해결 방법은 간단하다.

피를 맑게 해야 한다.

단맛의 비중을 줄이고 쓴맛의 비중을 늘려야 한다.

곡식과 채소 및 과일, 고기의 비율을 7:2:1로 조절해야 한다.

소금이 품고 있는 미네랄을 몸 안에서 부족하지 않게 해야 한다

(미네랄은 혈관의 방부제다).

탄화현미로 모든 섭생물의 독을 제거해야 한다.

하루 볶은 천일염 0.9% 정도 함량의 물인 물소금 2,000㎖와 탄
화현미 한 컵이면, 당뇨, 혈압의 노예에서 벗어나고 건강염려의
공갈에서 해방된다.

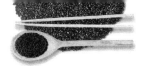

호르몬

호르몬은 혈액 속으로 분비되어 특정한 표적기관의 수용체에 결합하여 반응하는 물질이다. 따라서 정상적인 대사과정의 속도를 증가시키거나 감소시키는 데 작용하여 신체의 항상성을 유지하게 한다.

호르몬의 항상성을 위해서는 핏속에 미네랄이 적정해야 한다. 천연 미네랄을 함유한 탄화현미와 천일염을 상복(常服)하도록 계속해서 설명하는 이유는 호르몬이 항상성을 유지케 하기 때문이다.

호르몬은 몸 안의 뇌하수체, 갑상샘, 췌장, 부신, 생식선 등에서 분비되는 화학물질로 인체의 변화를 조절하고 항상성을 유지한다. 주요 조절작용은 생식, 성장 발달, 스트레스에 대항하는 신체 방어, 혈중 수분, 전해질 및 영양소 같은 균형 유지, 세포 대사, 에너지의 균형을 조절하는 작용 등을 한다.

호르몬을 조절하는 뇌하수체에 스트레스 같은 자극이 가해지면 여러 가지 작용들이 원활하게 이루어지지 않아 호르몬 불균형 현상을 초래한다. 그리고 불균형으로 인해 급격한 체중 중가, 혈압과 콜레스테롤이 높아진다. 우울증과 수면장애가 발생하기도 한다.

호르몬의 균형을 위해서는 89종의 미네랄이 충분해야 한다. 탄화현미와 물소금은 몸속에 미네랄을 충전함으로써 호르몬의 균형을 유지케 하여 건강한 몸을 유지하게 한다.

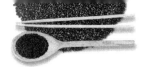

벼의 특성

모든 곡물은 땅, 햇빛, 바람이 키운다.
곡물의 특성에 따라 생육환경의 차이가 있다.

벼의 특성은 생육 기간의 100일 이상을 물에 뿌리와 몸체 일부
를 담그고 자란다는 것이다. 이런 까닭에 벼를 수도작(水稻作)이라
고 한다.
또한, 벼는 많은 일조량을 필요로 한다.

물과 태양은 벼를 통해 황금 씨앗을 남긴다.
이런 볍씨에는 물과 태양이 빚어낸 온갖 성분이 들어 있다. 볍
씨 한 톨에는 우주의 물과 태양의 기운이 가득한 것이다.

볍씨를 탈피시킨 쌀은 간혹 건강에 좋지 않다는 오해를 불러일
으키기도 한다. 이는 식감을 우선으로 하여 벼를 지나치게 도정
하는 데서 기인한 것이다. 탈피시킨 현미 형태로 먹으면 옥타코
사놀(Octacosanol) 성분까지 섭취할 수 있다.

그리고 이러한 현미는 탄화해야 그 영양분을 온전히 흡수할 수
있다.

백미의 장점은 입안에 감기는 식감이 좋고 몸에 빨리 흡수되는 보약이라는 점이다.

참고로 쌀의 속껍질에는 옥타코사놀 성분이 있는데, 옥타코사놀은 철새가 겨울을 나기 위해 수천 킬로미터를 쉬지 않고 날아 이동하는 힘의 원천이며 에너지원이다.
옥타코사놀은 지구력 증진에 도움을 줄 수 있는 생리활성물질이며, 인체의 중요한 에너지원인 글리코겐(Glycogen)의 저장량을 증가시켜 남성 및 여성의 지구력을 증진시켜 준다.

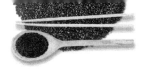

쌀에 대한 오해와 진실

(1) 흰쌀밥은 몸에 안 좋다

- 백미는 현미나 배아미(胚芽米)에 비해 영양분이 부족할 뿐이지 몸에 좋지 않다는 근거는 없다. 오히려 흡수력의 측면이나 기초 대사량 유지 측면에서는 매우 좋은 효능을 발휘한다. 그리고 어떠한 곡류와 혼합해도 이질감이 없다.

(2) 키가 크려면 쌀밥보다는 고기를 먹어야 한다

- 우리 몸에 존재하는 효소 중에서 단백질을 분해하는 효소는 매우 미미하다.

  현대 영양학에서는 우리 몸이 단백질로 구성됐다는 사실만을 내세워, 기성 단백질인 육류의 섭취를 권장하기까지 한다. 이는 소화 작용을 분해·흡수 작용으로만 이해했기 때문이다.

  쌀을 통해 복합 탄수화물만 충분히 섭취한다면 단백질 등 인체에 필요한 영양소를 소화 과정에서 얼마든지 만들어 낼 수 있다. 기성 단백질은 몸 안에서 일단 탄수화물로 바뀐 다음 단백질로 환원되기 때문에 오히려 위에 부담만 더 주게 된다.

(3) 물에 밥을 말아 먹으면 소화가 잘 안 된다

- 물은 위장의 산성도를 낮춘다. 밥을 물에 말아 먹는 것을 소

화의 관점에서 본다면, 오히려 소화가 더 잘되도록 돕는다. 물
에 밥을 말아 먹는 경우에 우려되는 점은 씹는 작용이 생략되
는 단점이 있다는 점이다.

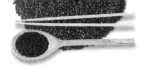

쌀 _ 이유식부터 성장기까지 쌀의 장점

(1) 소화흡수율이 높다

- 쌀은 밀가루나 다른 곡류에 비해 소화가 잘된다. 쌀의 주성분인 녹말은 복합 탄수화물로 포도당, 설탕 등의 단순 탄수화물보다 훨씬 위에 부담을 덜 주기 때문이다. 아이에게 처음 이유식을 먹일 때 쌀미음부터 시작하는 것 역시 쌀이 소화흡수율이 높아 아이의 미숙한 소화기에 부담을 주지 않기 때문이다.

(2) 질적으로 영양이 우수하다

- 쌀은 탄수화물 식품이라고 생각하기 쉬운데 79%의 탄수화물 이외에도 7%의 단백질이 함유돼 있다. 쌀에는 필수 아미노산인 라이신(Lysine)이 밀가루, 옥수수, 조보다 2배나 많으며 몸에 흡수되어 활용되는 정도가 높아 질적인 면에서 식물성 식품 중 가장 우수한 것으로 평가받고 있다. 이외에도 쌀에는 뼈를 구성하는 칼슘, 철, 인, 칼륨, 나트륨, 마그네슘 등의 미네랄과 발암물질이나 콜레스테롤 등 몸의 독소를 몸 밖으로 배출시키는 섬유질, 비타민 B_2, 니아신(Niacin) 등 다양한 영양분이 함유되어 있다.

(3) 뇌 활동을 촉진한다

- 쌀의 전분은 몸속에서 소화돼 포도당으로 바뀌는데, 이는 신체 활동에 필요한 에너지 공급원이 된다. 포도당 이외에 섭취된 지방과 단백질도 몸의 곳곳에서 에너지원으로 사용되나 뇌 조직에서는 포도당만이 에너지원으로 사용된다. 따라서 쌀 전분은 뇌가 활동하는 에너지원으로서 매우 중요한 역할을 한다.

(4) 알레르기 위험이 없다

- 서울 알레르기 클리닉과 한양대학교 식품영양학과 등이 최근 아토피성 피부염 증세를 보이는 5~15개월 사이의 영유아 125명을 대상으로 모두 35가지 음식에 대한 알레르기 반응을 검사한 결과, 쌀이 알레르기 반응이 가장 적었다.
아이들은 장 점막이 덜 발달한 데다 면역 기능이 미숙해 알레르기 유발 식품을 먹었을 경우 쉽게 흡수돼 상대적으로 알레르기 반응을 자주 보이지만, 쌀에는 알레르기를 유발하는 글루텐(Gluten)이 없기 때문에 다른 곡류 알레르기가 있는 아이도 별다른 문제 없이 먹을 수 있다.

(5) 설사의 위험이 없다

- 장염이 걸린 후 한동안 우유에 예민해져 우유를 먹으면 설사하는 아이가 있는데, 이는 장염이 걸리면 우유를 소화하는 효

소가 잘 파괴되고 회복도 더디기 때문이다.

이때 소아청소년과 의사들은 아이에게 쌀로 된 이유식이나 죽, 미음 등을 먹이도록 권한다. 이는 장염이 있다고 하더라도 장 점막의 손상에 비교해 쌀을 소화하는 효소는 비교적 늦게까지 잘 파괴되지 않기 때문이다. 옛날 할머니들이 설사할 때 아이에게 쌀뜨물을 주던 것은 과학적으로도 근거가 있고 타당한 민간요법이었던 셈이다.

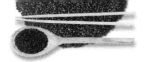

냄새 제거

탄화현미는 몸에서 나는 각종 냄새를 제거하는 데 탁월하다.
몸의 냄새를 제거한다는 것은 단순히 탈취에서 멈추는 것이 아니라 각종 원인을 제거한다는 뜻이다.

탄화현미를 식사 전후로 1~2순가락씩 씹어 먹으면 일반적인 구취는 일주일 이내로 해소된다. 또한, 피를 정화시켜 각종 질병의 원인을 제거하여 냄새를 없앤다. 사람마다 차이가 있으나 한 달가량 탄화현미를 먹으면 그 효과를 체감할 수 있다.

몸에 독소가 쌓이면 냄새가 난다.
몸에서 나는 냄새로 몸의 이상 신호를 알 수 있다. 그 종류는 다음과 같다.

(1) 입 냄새로 알아보는 질병
- 달고 신 냄새: 당뇨병
- 썩은 달걀 냄새: 위장병
- 소변 냄새(지린내): 요독증(신장 기능이 감소하는 질환)
- 썩은 고기 냄새: 코, 목, 호흡기 질병

(2) 소변에서 나는 역한 냄새

  - 방광염이나 요로감염을 의심해봐야 한다.

(3) 발, 머리, 액취증 등

  - 발, 머리 등에 각종 세균이 번식하면 심한 냄새가 난다.

탄화현미는 세균의 냄새까지 제거한다.

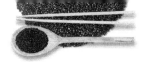

현미밥 짓기

(1) 준비물

- 현미(멥쌀 현미 한 줌, 찹쌀 현미 두 줌), 백미 두 줌, 녹두 두 줌, 팥 두 줌.

(2) 조리 순서 및 방법

① 현미를 물에 4시간 이상 불린다.

② 녹두와 팥을 물에 8시간 이상 불린다.

③ 각기 따로 압력밥솥으로 익힌다.

④ 1차로 익힌 현미와 녹두, 팥에 백미를 넣고 물을 밥 짓듯이 채운다.

⑤ 밥을 짓는다(환자일 경우는 밥으로 죽을 끓여 먹는다).

　곡류는 물을 가미하여 자주 익혀 먹을수록 몸이 흡수하기에 좋은 조건이 된다. 식구 수에 따라 또는 생활 여건을 고려하여 1차까지 밥을 지어 놓고 먹을 때마다 밥하듯이 끓여 먹으면 된다.

　그리고 식감에 따라서는 다른 곡류를 첨가해도 무방하다.

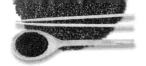

탄화현미의 기능

의학이 발달하여도 병의 종류는 더 늘고 불치병이 만연하고 있다. 그 이유는 무엇일까?

그 원인은 삶의 문화가 편리하고 간편해지면서 채소, 과일, 곡류, 육류, 어류, 가공식품 등을 통하여 체내로 유입된 독 성분이 신체 기능에 장애 요인이 되기 때문이다.

간편하고 자극적인 맛을 요구하는 식습관에 맞추어 상업적인 이익을 얻으려는 자본 세력들에 의해 성장촉진제, 착색제, 방부제, 항생제, 농약 등이 식품에 사용된다.

이런 독 성분이 직·간접으로 몸속으로 계속 유입되면서 몸의 기능을 약화시켜 질병의 원인이 되고 암의 원인이 되기 때문이다. 이런 질병을 치료하기 위해서는 독 성분을 해독하는 것이 무엇보다 중요하다.

탄화현미는 수백 가지 독 성분, 환경물질, 유해균 노폐물을 강력하게 흡착·분해·해독한다.
탄화현미는 영양제가 아니라 몸속의 독소를 제거하고 피를 맑게 하는 작용을 하기에 변비, 간 계열 질환 등에 처방하면 안전성 효과 면에서 이를 따를 물질이 없으며 미용에도 효과가 크다.

탄화현미의 낱알들에는 많은 공간이 있어 각종 독성물질, 각종 가스, 신체의 찌꺼기들, 여러 종류의 약품들을 흡수하여 신체를 깨끗하게 하는 일을 놀랍도록 강력하게 도와주기 때문이다. 탄화현미에는 마치 블랙홀과 같은 많은 구멍이 뚫려 있어 이 구멍들이 몸속에 있는 기체와 액체 상태의 미세한 먼지, 세균, 바이러스, 노폐물, 독소 등 모든 나쁜 것들을 빨아들여 변으로 배설되도록 한다.

탄화현미는 변비에 의한 산독을 흡착, 해독하는 동시에 변비의 원인이 되는 장 내의 세균을 흡착하고 유해균을 활성화하기 때문에 장을 깨끗이 하여 만병을 막아 준다. 장이 깨끗하면 병에 걸리지 않는다. 비만, 아토피성 피부염, 알레르기성 피부염, 습진, 두드러기, 천식, 당뇨병, 고혈압, 심근경색, 뇌경색, 두통, 간장병, 만성 신장염, 암, 노인성 치매, 류머티즘, 요통, 어깨 결림 등 다양한 질병을 예방한다.

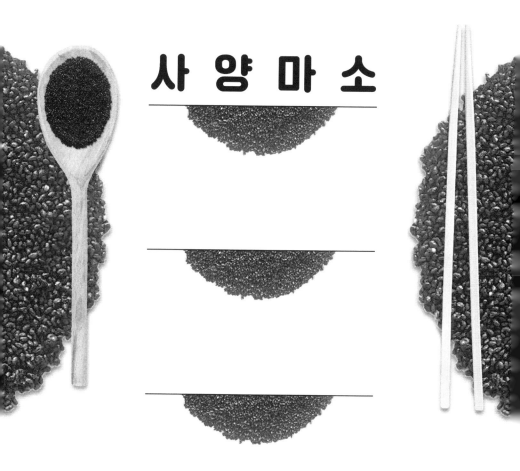

사 양 마 소

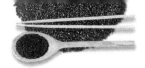

사양마소

사양마소는
사과, 양파, 마늘,
소금(볶은 천일염)으로 만든 유산균이다.

사과 한 개,
양파 한 개,
마늘 한 통,
볶은 소금 한 숟가락.

이를 모아 갈아서 그릇에 담아 물을 넣는다.
여름에는 2일,
봄과 가을에는 3일,
겨울에는 4일 동안
상온에서 숙성한 후 냉장 보관하며
식후에 한 잔은 꼭 마시고,
빠른 효과를 보려면 식간에 한 잔씩
하루 6잔을 마신다.

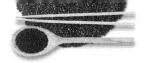

효능

뱃속이 편해야 심보가 편하고,
뱃속이 맑아야 머리가 상쾌하다.

사양마소는 뱃속을 정화한다.

사양마소는 사과, 양파, 마늘, 소금이 어우러져,
각자 지닌 성분이 상승효과를 나타내
몸의 피로를 빨리 해소한다.

여러 경험자의 의견을 종합하면 다음과 같다.
오후만 되면 녹초가 되던 몸의 기운을 찾을 수 있었다.
배탈, 설사에서 벗어날 수 있었다.
두통 완화의 효과를 볼 수 있었다.
변비가 해소되었다.
슬금슬금 뱃살이 빠진다.
기분이 좋아진다.
혈당 수치가 내려간다.
위와 같은 경험담이 넘쳐난다.

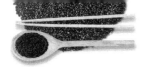

유산균

우리는 장(臟)에서 몸의 에너지와 피를 얻는다.
유산균은 몸의 장(臟)에 사는 유익한 세균이다.
유해 세균과 싸우는 용병 세균이라 할 수 있다.
유산균은 젖산균이라고도 한다.
당류를 분해해서 젖산을 생성하는 세균을 유산균이라고 한다.

성인 한 사람의 장 속에 있는 세균 수는 200조 개가 넘는다.
이는 온몸의 세포 수보다 3배 이상 많은 수다.

장 속의 세균은 유익 세균 20%, 유해 세균 10%, 중간 세균 70%
의 비율로 존재한다. 중간 세균은 장(臟)의 환경에 따라 유익 세
균이 될지 유해 세균이 될지 결정한다. 유익 세균이 많으면 변을
잘 보게 되고 우리 몸의 면역력을 80%까지 끌어올린다.

면역력이 높아지면 각종 염증, 바이러스, 암에 대항할 수 있는
힘이 세져서 질병에 잘 걸리지 않게 된다.
유해 세균이 많으면 숙변이 생기거나 영양 흡수를 거의 못하고
설사만 하게 되기도 한다. 장내에서 잘 배출되지 못한 변 찌꺼기
의 독소가 온몸을 타고 다니며 각종 질환, 자가 면역질환을 일

으킨다. 간 기능도 떨어뜨리며, 탈모, 여드름 아토피, 염증, 암, 두드러기, 혈압 상승, 신경성 질환, 우울증 등의 질병에 노출된다. 면역력을 향상시키기 위해선 대장의 건강이 중요하다. 면역 세포의 60~70%는 대장에 집중되어 있기 때문이다.

사양마소는 유산균(젖산)과 섬유소가 풍부한 유익 세균의 창고다.

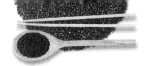

초콩

사람은 술을 마시고 신선은 식초를 마신다.
우리 민족 태초의 주식은 콩이었다. 초콩은 사람을 신선의 경지
에 이르게 하는 찬(饌)이다.
식초는 발효의 최종 단계에서 얻어지며, 조미료와 항생제로 사
용되어 왔다. 이는 음식물에 들어 있는 독을 제거하여 통증을
완화시키고 식욕을 북돋우기 때문이다.

콩은 태(太)로 불린다. 태(太)는 클 태, 콩 태라고 한다. 백태, 서리
태, 서목태 등이 그 예다. 태(太)는 알곡의 시작이라는 것과, 크기
에 비해 효능이 크다는 뜻이 담겨 있다.

서리태를 깨끗이 씻어 물기를 뺀 후 유리병에 담아 그 2배 정도
분량의 식초를 부은 후 밀봉한다. 실온에서 5일간 숙성 후 건져
내어 냉장 보관한다. 끼니마다 5~10개를 먹는다. 식감이 불편하
면 약간의 꿀과 함께 먹는다.

사람과 신선은 따로 살지 않는다.
초콩과 함께 살면 사람도 신선이 될 수 있다.

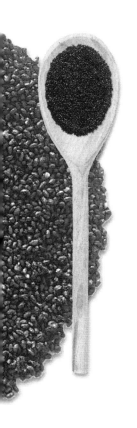

빛과 물에서

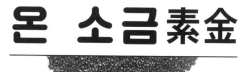

온 소금素金

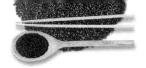

빛과 물에서 온 소금(素金)

소금(素金)은 하늘이 내린 천연 방부제며 미네랄 창고다.
소금(素金)은 백 가지 식품과 만 가지 약 중에서도 으뜸이라고
한다.

이렇듯 모든 생명력의 근본이 되는 원소(元素)가 소금(素金)이다.
즉, 모든 생명체가 생명을 유지하는 데 꼭 필요한 물질인 것이다.
사람들에게 생기는 만성 질병들은 그릇된 소금을 그릇된 방법
으로 먹기 때문에 생긴다. 소금을 모르고서는 식품과 약을 말
할 수 없다. 소금(素金), 천일염은 많이 먹을수록 좋고 그릇된 정
제염은 먹지 않을수록 좋다.

바닷물에는 모든 생명체의 근본적인 생명력이 되는 물질인 미네
랄과 효소들이 골고루 녹아 있다. 바닷물에서 건져내는 소금에
서 중요한 것은 염화나트륨, 곧 짠맛 성분이 아니라 바닷물 속
에 녹아 있는 수십 가지의 미네랄과 효소이다. 바닷물을 말려서
만든 소금에는 바닷물 속에 들어 있는 온갖 미네랄과 유기물(有
機物), 효소들이 그대로 응축(凝縮)되어 있다.

우리 옛말에 "담수지어(淡水之魚)는 병사(病死)하고 해수지어(海水之

魚)는 노사(老死)한다."는 말이 있다. 육지의 민물에 사는 물고기들은 제 명(命)대로 살지 못하고 병에 걸려 빨리 죽고, 바닷물 속에 사는 고기들은 병으로 죽는 일이 없이 제 명(命)대로 오래 살다가 죽는다는 말이다. 대부분의 동물이나 식물들은 몸속에 소금 성분, 곧 정화(淨化)된 미네랄이 부족해지면 면역력이 떨어져서 질병에 잘 걸리고 병에 걸리면 잘 낫지 않게 된다. 이는 짜게 먹는 것이 좋다는 것이 아니라 바닷물 속에 들어 있는 여러 종류의 생명 원소들을 골고루 지니고 있는 소금을 충분하게 섭취해야 한다는 것이다.

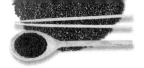

빛과 물에서 온 좋은 소금

좋은 소금이란 염도(鹽度), 곧 짠맛 성분은 적고 미네랄 성분과 효소가 많은 소금이다. 즉, 염화나트륨이 70% 이하의 소금이 좋다.

나머지 30%는 바닷물 속에 들어 있는 갖가지 미네랄과 효소들로 소금 결정이 이루어졌을 때, 가장 맛이 좋고 생명체에 유익한 소금이 되는 것이다.

서해안의 갯벌을 다져서 만든 천일염이라야 좋은 소금이다.
햇볕이 맑고 청명하며 산들바람이 불어서 바닷물의 자연증발이 잘 이루어질 때 좋은 품질의 소금이 만들어진다.

좋은 소금은 산소를 많이 품고 있다.
좋은 소금은 죽어가는 세포를 살린다.
나쁜 소금은 멀쩡한 세포를 억제하거나 죽이는 성질이 있다.
좋은 소금은 온갖 병원균과 생체에 해로운 미생물을 죽인다.
그리고 유익한 균들은 잘 번식하게 한다.
나쁜 고염도의 정제염은 해롭고 부패한 균들을 잘 번식하게 한다.
그리고 세포에 필요한 산소를 빼앗아가 생체에 이로운 균들이

자라지 못하게 억제하는 작용을 한다.

소금(천일염)은 산소와 결합하여 몸속에 산소를 풍부하게 공급하고 몸속에 있는 나쁜 가스를 없애 주는 작용을 한다.

지혜로운 우리 옛 선조들은 음력 3월에 생산된 품질이 가장 좋은 소금을 생염(生鹽)이라고 했다. 음력 5월에 생산된 품질이 중간쯤 되는 소금은 병염(病鹽)이라고 했다. 음력 5월에서 7월 무렵, 몹시 더울 때 생산된 소금은 평염(平鹽)이라고 했다.

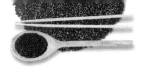

빛과 물에서 온 소금(素金)은
살아있는 방부제다

소금(素金)은 천연 방부제며 정화제(淨化劑)로, 신의 선물이다.
지구상의 모든 오염 물질은 바다로 들어가면 소금물이 다 정화
한다. 인체의 독소 노폐물을 염분이 흡착하여 배출시키는 것을
보아도 알 수 있듯이 소금은 신의 선물이다.

소금을 적절히 섭취하면 자연스레 물을 섭취하게 된다.
물을 적절히 섭취하게 되면 세포와 각 기관에 수분이 적절하게
보충된다. 몸에 수분이 보충되면 위궤양이나 두통, 관절염, 디스
크, 백내장 등은 쉽게 치유되고, 피부도 윤택하게 재생된다.
소금과 물은 아무런 부작용이 없으면서 대부분의 질병을 치유
해 주는 만병통치약이다.

몸무게에서 수분이 차지하는 비율은 약 65%다.
따라서 65%에 달하는 수분 무게의 0.9%를 유지할 수 있도록
소금(素金)을 먹으라는 것이다.
몸무게가 60kg인 사람이라면 수분을 65%로 계산했을 때 나오
는 39kg의 0.9%인 351g의 소금을 먹으면 된다. 351g의 소금을
몸에 넣어주어야 한다.
통상 하루에 마시는 물의 0.9%를 먹으라는 것과 같다.

성인의 경우 하루 음식물 섭취에 의한 소금을 제외하고 10g 이상을 물에 타 먹으면 각종 염증을 예방할 수 있다. 염증을 예방하기 때문에 소금이 암세포가 제일 싫어하는 항암제가 되는 것이다.

"싱거운 사람이 병에 자주 걸리고 종양에 걸린다."는 옛말이 있다.

몸의 천연 방부제인 소금(素金) 먹는 것을 겁내지 마시라.

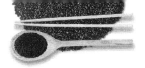

빛과 물에서 온 물소금(素金, 볶은 소금)

물소금을 만드는 방법은 다음과 같다.

1년 이상 묵은 서해안의 천일염을 구입한다. 물에 빨리 헹궈 낸다. 물기를 뺀다. 소금을 불판에 올리고, 불판의 온도를 130도에서 170도로 유지한다. 잘 저어 가며 볶는다. 소금 알갱이가 튀는 소리가 나면 불을 끈다. 넓은 소반에 펼쳐 식힌다. 식힌 소금은 유리병에 담아 보관한다.

소금을 볶는 이유는 미생물의 제거에 그 목적이 있다.

미생물을 제거해야 물맛에서 비린내가 없어진다.

물소금을 섭취하는 방법은 다음과 같다.

500㎖ 용량의 물병을 준비한다. 볶은 소금 3g을 넣는다(티스푼으로 한 숟가락가량). 아침에 일어나면 500㎖가량을 마신다. 저녁에 자기 전에 250㎖가량을 마신다. 나머지는 식전, 식간에 수시로 마신다.

보통 500㎖를 하루에 3병에서 5병까지 마시는 것이 좋다. 개인의 형편을 고려하더라도 하루에 3병 이상은 꼭 마시길 권한다.

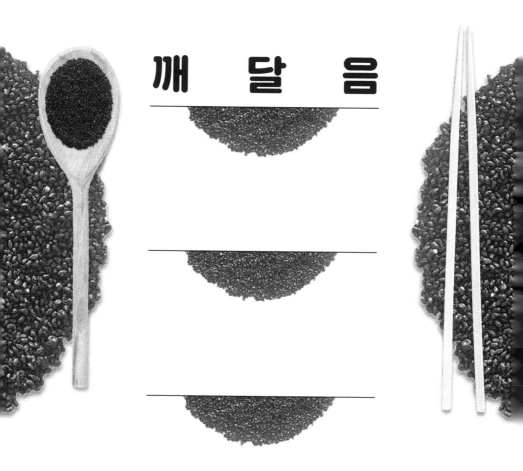

깨 달 음

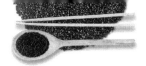

깨달음

사물의 본질이나 진리는 우주의 질서와 병행한다.
우주는 무한히 작은 것으로부터 무한히 큰 것까지, 즉 원자로부터 은하에 이르기까지 최상의 조직을 갖추고 있다.
사람도 세포로부터 온전한 몸에 이르는 최상의 조직을 갖추고 있다. 그래서 예로부터 사람을 우주의 한 행성으로 여긴다.
별 중에서도 사물의 본질이나 진리를 헤아리는 별은 사람이다.

깨달음이란 입(口)을 통한 소리(言語)와 섭생의 이치를 아는 것이다. 입(口)에서 나오는 소리(言語)가 사물의 본질과 진리를 언어로 표현하고, 입(口)이 생존을 위한 섭생을 어떻게 해야 하는지를 아는 것이 곧 깨달음이다.

석가(釋迦)는 자비(慈悲)로, 공자(孔子)는 인(仁)으로, 예수(Jesus Christ)는 사랑으로.
이분들은 모두 깨달음의 궁극적인 가치를 제시하여 언어로 남겼다.
그러나 사람들은 스스로 깨달음을 찾기보다는 먼저 깨달음을 파는 성현들의 말(言語) 독에 갇혀 버렸다.

말(言語) 독에서 벗어나야 한다.

그래야 주체적인 깨달음을 얻을 수 있다.

성현의 말을 왜곡하고 재생산하여 토대와 탐욕의 교환가치 수단으로 삼고 있는 거짓과 위선, 탐욕스러운 자들의 헛바닥에서 벗어나야 한다.

또한, 생로병사를 공포의 수단으로 이용하여 장사하는 허가 받은 전문가와 돌팔이들의 음흉하고 달콤한 속삭임에서 벗어나야 한다.

깨달음의 시작은 몸이다.

태양은 몸짓으로 빛이 있고

별은 호흡으로 반짝거림이 있듯이

지구는 생명의 별들이 빛나고 반짝거리는 곳이다.

사람은 생명의 빛과 호흡을 몸으로 지니고 있는 별이다.

무엇을 말하고 행동하는가?

무엇을 어떻게 먹느냐에 따라 몸별이 형성된다.

깨달음은 한순간의 기지가 아니다.

깨달음은 몸을 온전히 지탱하여 우주의 이치와 연속적인 호흡을 하는 것이다.

몸이 우주의 질서에 따르는 깨달음을 실천할 때,
우주와 병행하는 진정한 별이 되는 것이다.

깨달음은 입(口)에 달려 있다.
어떤 말을 뱉고 어떤 것을 먹느냐는 것이다.

입을 다스리면 무병장수의 건강혁명을 이루어
세상을 다스리는 주인이 될 것이다.

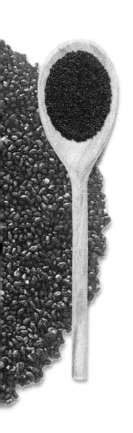

건강혁명

화두 話頭

팔자 八字

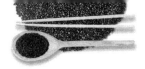

건강혁명

지구의 생명체는 진화를 통해 종을 유지·계승시켜왔다.
인류는 진화의 속도를 초월하는 혁명을 통해 삶을 변화시켜 왔다. 그 혁명은 매우 다양하며, 여러 방면에서 이루어졌다.
직립으로 대변되는 진화 혁명
도구의 혁명, 불의 혁명
언어의 혁명
농업과 산업혁명
주권혁명, 자본혁명, 문화혁명, 식품·제약 혁명
서비스혁명, 과학혁명, IT, AI 혁명
생명 유전자 편집 혁명 등
혁명은 지금도 계속되고 있다.

모든 혁명의 주체는 사람이다.
사람의 주체는 몸이다.
몸의 혁명은 탄화현미와 소금(素金)으로 이루어질 것이다.
탄화현미와 소금 섭생으로 무병장수의 건강혁명이 열린다.

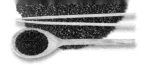

화두(話頭) 팔자(八字)

오감(五感)의 집착에서 벗어나
자연의 소리와 마주했다.

그리하여 하늘의 소리를 들을 수 있었다.

그 소리를 풀어 모으니 여덟 글자였다.

(1) 기(氣)
- 우주의 에너지와 지구의 공기
- 우주와 지구 사이의 전기 그리고 에너지의 균형

(2) 광(光)
- 빛과 불

(3) 수(水)
- 생명의 바탕

(4) 금(金)
- 황금과 소금 그리고 지금

(5) 곡(穀)

- 곡식 그리고 탄화현미의 생명력

(6) 구(口)

- 언어와 밥(食) 그리고 깨달음의 샘

(7) 동(動)

- '활동하면 살아난다.'

(8) 운(運)

- 운(運)의 에너지와 운명(運命)

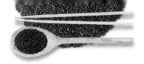

화두(話頭) 팔자(八字)

_ 기(氣) 1

기(氣)는 우주 만물에 존재하는 총체적인 에너지다.

지구에서는 이를 생명력이라고 한다.

지구의 에너지(氣)는 물기(物氣)와 생기(生氣)의 합(合)이다. 이중 사람이 가장 가까이 접하는 기(氣)는 공기(空氣, 산소)와 전기(電氣)다. 공기는 생명의 밑거름이며 우리와 늘 붙어 다니는 그림자다. 짧은 시간(5분 이상) 동안 공기를 마시지 않고도 살 수 있는가?

기(氣)가 막히면 생명을 잃는다. 기(氣)가 막히면 소통도 막힌다. 기(氣)를 통해 몸이 선다. 기(氣)가 막히지 않도록 하시라.

전기는 전자를 통해 혼(魂)의 저장과 이동을 매개한다. 소통과 연속을 가능하게 한다. 사람의 세포가 사라져도 혼백이 남는 것은 전기 때문이다. 전기는 멀리 흩어져 있어도 혼과의 대화를 열어준다.

기를 맑게 해야 몸이 바르다. 몸이 사라져도 기는 우주에 남는다. 몸에 기(氣)가 살아 있으면 우주의 별과 같다.

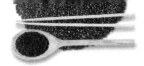

화두(話頭) 팔자(八字)
_ 기(氣) 2

공기는 물이 만든 생명의 숨이다.

물이 없는 별에는 공기도 없다.

물을 머금은 생명은 호흡을 한다.

사람은 365초 이상 호흡을 멈추면 죽는다.

공기를 잘 들이마셔야 피가 맑아지고 몸이 깨끗해진다.

맑은 공기를 들이마셔야 한다.

침실에서도 숨구멍은 열어 두어야 한다.

실내 공간에서는 환기를 자주 하여야 한다.

호흡은 코로만 해야 한다.

입으로 호흡한 만큼 수명이 단축된다.

운동할 때도 코로 호흡해야 한다.

입으로 호흡할 지경이면 운동을 멈추어야 한다.

잠잘 때는 호흡이 중요하다.

숨구멍을 열어 놓지 않으면 자기가 뱉은 독을 마시게 된다. 숨구멍 쪽에 발을 뻗고 베개를 낮추어 베고 자야 한다. 잠자는 중에도 폐가 열리기 때문이다.

폐가 크게 열려야 산소를 충분히 받아 천기와 한 몸이 되는 것이다.

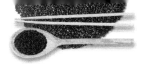

화두(話頭) 팔자(八字)

_ 광(光) 1

빛은 태양의 바다다.

태양의 불덩어리에서 뱉어지는 빛이 있어 생명이 있다.

빛은 끊어진 적이 없다.

빛은 지구별에서 물과 만나 공기를 만든다.

공기는 생명을 지속시켜 불을 낳았다.

빛은 열과 온(溫) 그리고 색(色)을 입혔다.

어둠은 없다. 빛이 가려질 때 생기는 그림자일 뿐이다.

어둠을 두려워할 이유가 없다.

잠시 빛에서 쉬는 움막이다.

빛이 기른 것을 먹어야 한다.

빛이 기르지 않은 것은 독(毒)이 들어 있는 경우가 많다.

몸도 일광욕을 하면, 들어오려는 병(病) 그림자를 사라지게 한다.

불로 데운 것을 먹어야 한다.

알곡은 태워 먹고, 과일과 채소는 데치거나 절여 먹어야 한다.

고기는 삶아 먹어야 한다.

빛이 있어 생명이 시작되고 병들지 않는다.

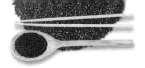

화두(話頭) 팔자(八字)
_ 광(光) 2

불(火)

인류의 진화·발전 중에 수명을 연장하는 데 크게 기여한 것은 화식(火食)이다.

도구나 물을 이용해 직·간접적으로 익혀 먹는 화식이 발전하면서 인류의 수명이 늘어났다.

원재료에 어떠한 영양소가 있더라도 소화기관에서 이를 흡수하지 못하면 찌꺼기, 독이 된다.

과일, 채소, 곡류의 생식은 원재료의 성분은 출중하다. 그러나 흡수력이 낮아 절이거나, 데치거나, 삶거나, 볶거나, 탄화해 먹어야 한다.

요즘 생식(生食)의 원재료는 각종 농약과 화학비료에 오염되어 있다.
그런데도 생식이 전염병처럼 퍼져 신화화되어 버렸다.

채소는 반드시 절이거나 데쳐서 질산염과 오염물질을 제거하여 먹어야 한다. 환자들은 과일도 꼭 데치거나 삶아 먹어야 한다.

사람은 초식동물이 아니라 단위 동물이다. 곡류를 중심으로 화식의 방법으로 섭생해야 한다.

곡물은 빛과 물 그리고 광물(땅)의 조화로 생성되어 몸에 곡기를 채운다.

불로 조리하는 능력이 우주 생력(生力)의 예술이고, 그 밑천은 불이다.

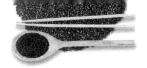

화두(話頭) 팔자(八字)
_ 수(水)

"개똥이는 다리 밑에서 주워 왔다."는 말이 무슨 뜻인지 몰랐다.
궁금한 생각에 다리 밑에 가보았다.
물이 흐르고 있었다.
나중에 장가들어 자식을 얻고 나서야 그 의미를 깨달았다.
사람은 물에서 왔기에 물의 성정을 지니고 있는 것이다.

물을 알고 수습하면 재물과 건강을 얻을 수 있다는 것도 알
았다.
물 좋은 곳에 물 좋은 아이템을 실행하면 돈이 물 들어오듯이
따라온다.

몸에서 물이 차지하는 비중은 7할 정도다. 7할의 물이 '입→위
→장→간장·심장→혈액→세포→혈액→신장→배설'의 순서로 순
환함에 따라 몸의 건강한 정도를 판단할 수 있다.

물 관리를 잘해야 한다.
인체는 물을 기반으로 하루에 약 300만 가지의 효소 반응을 일
으킨다. 인체의 물은 물질을 분해, 합성, 산화, 환원 등 다양하게

변화시키며 생명을 유지하게 한다.

또 각종 생리활성물질 호르몬 등이 분비되어 자율신경계를 조절함으로써 생체의 항상성을 유지하고 활발한 방어 활동을 통하여 각종 면역체 질환을 예방한다.

아침에 일어나 몸을 깨울 때 반드시 물을 마셔야 한다.
그리고 물로 다리, 팔, 머리를 적시는 샤워를 해야 한다.
그렇게 하면 온몸이 맑아진다.

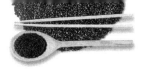

화두(話頭) 팔자(八字)
_ 금(金) 1

금은 3형제다.

첫째는 생명과 혼이 꿈틀거리는 지금(只金)이다.

둘째는 빛과 물이 건져준 소금(素金)이다.

막내는 우주의 티끌이 보내준 황금(黃金)이다.

사람은 지금(只金), 즉 현재 속에 존재한다. 지금을 유지하는 바탕은 소금이다. 그런데 사람에게 소금이 외면당하고 있다. 그리고 사람들은 황금만을 갈망하는 욕망 속에서 헤맨다. 소금(素金)을 소홀히 하여 몸이 망가진다. 황금(黃金)을 쫓아다니다 혼이 병든다.

지금(只金)은 어제의 그림자와 내일의 햇살을 묶어 두는 에너지다. "지금 무엇을 할 수 있다."가 아니라, "지금 무엇을 하고 있다."가 몸을 건강하게 하고 황금을 빛나게 한다.

지금 섭생의 습관을 바꿔야 한다. 소금을 충분히 먹어야 한다. 탄화현미를 상시 먹어야 한다. 그리하면 황금은 저절로 모인다.

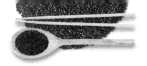

화두(話頭) 팔자(八字)

_ 금(金) 2

소금(素金)

통상 소금을 한자(漢字)로 표기하면 염(鹽)이다.

그런데 우리는 염과 소금(素金)이 동일한 개념인 것으로 세뇌당해서, 소금(素金)이 부족하여 몸이 망가지고 있다. 소금(素金)은 바닷물과 태양 그리고 바람이 준 우주의 선물이다. '먹을 수 있는 하얀 금'이 소금이다. 그런데 정제염이 주는 '짜다'라는 개념에만 갇혀 소금이 만병의 근원처럼 되어 버렸다.

정제염(鹽)은 기계염이다. 피할 수 있을 때까지 피해야 한다. 정제염과 관련해서 의사들의 말이 맞다. 정제염은 먹지 않거나 싱겁게 먹어야 한다.

반면, 소금(素金)은 먹을 수 있을 때까지 먹어야 한다. 야생 동물에게 소금(素金)을 먹이면 수명이 두 배로 늘어난다. 소나 개가 집에서 살면 수명이 늘어나는 까닭은 소금에 있다. 물을 마시면 반드시 소금을 먹어야 한다. 소금을 하루 15g 이상 먹으면, 의사가 처방해 주는 나트륨 화합물을 먹지 않고도 당뇨, 고혈압, 고지혈증과 작별할 수 있다.

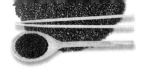

화두(話頭) 팔자(八字)
_ 금(金) 3

황금(黃金)

인간 문명의 진화 과정에서 빠질 수 없는 것이 교환이다. 진돗개는 뼈다귀가 많아도 풍산개에게 주지 않는다. 풍산개는 맛있는 사료가 있다고 해서 진돗개의 뼈다귀와 바꿔 먹지 못한다.

인간은 채집한 생산물을 교환하고, 이로 인해 언어가 파생되면서 문명을 빠른 속도로 발전시켰다. 나중에는 직접 교환의 한계가 있어 화폐가 등장했다. 그 화폐를 칭하여 금(金)이라 하고, 돈이라 부른다.

돈이 지배하는 사회를 황금만능주의 사회라 한다. 이런 사회에서는 사람의 능력이 돈 버는 것으로 평가되기도 한다. 돈을 부러워하면 이미 돈의 노예가 된 것이다.

돈의 노예가 되지 않으려면, 먼저 몸을 건강하게 세워야 한다. 그 방법은 다음과 같다.

① 번 돈의 30%를 저축해야 한다.
② 외상으로 물건을 구하지 않아야 한다.
③ 빚이 없으면 무한 통장이 있다고 생각해야 한다.
④ 바른 몸이 황금이다.

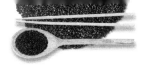

화두(話頭) 팔자(八字)
_ 곡(穀) 1

곡식은 몸의 형체를 유지, 성장시키는 에너지원이다. 곡식은 알곡과 잡곡으로 구분한다. 알곡은 벼, 보리, 밀, 옥수수 등이다. 잡곡은 콩, 차조, 수수, 율무 등이다.

"밥 먹자."라는 말의 의미는 곡식을 먹는다는 것이다.

오늘날은 다른 먹거리로 인해 곡식이 소홀히 취급되고 있다. 곡식을 바르게 먹어야 몸의 형체가 건강해진다.

곡식을 먹을 때는 다시 발아(發芽)될 수 있는 형태를 지닌 곡식을 먹어야 한다. 입맛에 우선하여 씨눈을 없애 버리지 않아야 한다. 그리하면 곡식의 곡기(穀氣)가 날아가 버린다. 겉껍질만 최소한으로 벗겨 내어 탄화해서 먹어야 한다. 탄화한 곡식을 먹으면 몸이 곡기(穀氣)를 충분히 받아들인다. 특히 쌀을 현미 상태로 태우듯 볶아서 탄화해 먹어야 한다.

체액의 산도를 유지하는 데 큰 영향을 준다.

이렇게 먹으면 잔병은 올 생각도 못한다.

큰 병 역시 접근하지도 못한다.

또한, 오장육부의 독(毒)을 제거한다.

피를 맑게 한다.

피가 맑으면 몸이 상쾌해진다.

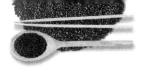

화두(話頭) 팔자(八字)
_ 곡(穀) 2

탄화미. 인류 농업사에서 가장 오래된 작물의 흔적은 쌀이다.
쌀의 흔적은 불에 탄 상태로 남아 있다. 이것을 탄화미라 한다.
쌀은 물로 옷을 입고 햇빛을 받아 자란 생명력의 기(氣)다.
사냥에 의한 육식과 채집식을 할 때, 인간의 수명은 호랑이와
코끼리의 중간 수준이었다.
쌀과 곡류를 먹으면서부터 생존 수명을 세 곱절로 늘릴 수 있
었다.
어떻게 먹을 것인가?
탄화미의 형태로 먹어야 한다.
벼의 겉껍질만 벗긴다.
이것을 현미라고 한다.
현미를 탄화가 되도록 볶아서 태운다.
탄화현미 반 컵 이상을 죽이 되도록 잘 씹어서 먹어야 한다. 나
머지는 다른 알곡을 먹고 싶은 만큼 먹어도 된다. 하루 세 끼를
먹으면 우주의 에너지를 받는다. 두 끼를 먹으면 하늘의 노랫소
리를 들을 수 있다. 한 끼만 먹어도 사람과 섞여 죽지를 않는다.

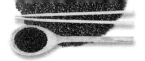

화두(話頭) 팔자(八字)
_ 구(口) 1

소리(聲)

소리는 우주의 교통 에너지다. 만물은 저마다 소리를 발산한다. 그 소리가 파동(波動)이다. 소리의 파동을 언어화한 인류는 진화·혁명을 이루어가고 있다.

스마트폰(Smart phone)의 보편화는 인류의 미래에 대한 비관적 관점을 낙관화시키는 계기가 되었다. 스마트폰은 인류 공존의 가치를 수평적으로 공유하게 한다. 인류가 저지르는 여러 병태를 해결하게 할 것이다.

만물은 진동에 의해 소통한다. 진동 음파는 에너지를 발산한다. 음파는 소리, 전파, 단파, 초단파, 극초단파, 기(氣)로 진동한다. 진동 에너지가 발산되어 인간의 삶을 변화시키고 이를 지속시킨다.

소리 길을 개척하는 것이 미래의 먹거리다.

소리(언어)를 바르게 알고 실천하는 것이 사람다움이다. 소리는 객체와 소통하는 진동이다.

사람의 소리는 말이 되고, "말은 그 사람 자신이 된다."

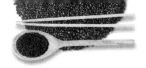

화두(話頭) 팔자(八字)
_ 구(口) 2

무엇을 섭생하느냐에 몸의 질이 달라진다.

생각에 좋은 식재료보다 몸이 좋아하는 식재료를 선택해야 한다. 구하기 쉽고 값이 저렴한 식재료를 선택해야 한다.

산신령이 산삼으로 깍두기를 담글 수 없어서 무와 바꿔 먹었다는 전설이 있다. 산삼의 약성이 필요한 사람에게는 산삼은 어떤 중요한 효능이 있겠지만, 일상의 몸을 유지하는 데는 무가 제격이라는 의미일 것이다.

식물성 재료는 조리하기 직전까지도 싹을 틔우는 생명력을 지니고 있어야 한다. 동물성 재료는 사료를 먹여 키운 것은 피해야 한다.

요즘 엽채류는 질소 비료 덩어리다.

화학 비료를 굳이 먹을 필요는 없다.

먹고 싶다면 절이거나 데쳐 먹어야 한다.

싹을 틔우는 채소인 마늘, 양파, 토마토 등과

고구마, 감자 그리고 콩류, 알곡은 좋은 식재료다.

바다가 기른 해초류는 매우 좋은 식재료다.

소화할 수 있는 만큼 먹으면 산신령이 부러워한다.

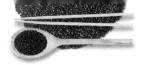

화두(話頭) 팔자(八字)
_ 동(動)

움직인다. 살아난다. 움직이면 살아난다. 운동은 살아있는 것을 입체적으로 보여주는 행동이다.

4가지의 운동만 꾸준히 해도 건강을 유지할 수 있다.

제1운동은 숨쉬기다. 노여워하거나 흥분하여 거친 숨을 쉬지 않아야 한다. 거친 숨을 쉬면 허파와 심장이 삭는다.

제2운동은 걷기다. 혈관과 뇌를 청소하는 데 매우 유익하다. 혈관과 뇌가 맑으면 신진대사가 원활해져 긍정적인 자존감이 생긴다.

제3운동은 근력 뿌리 다지기다. 쪼그려 앉고 서기와 팔굽혀 펴기를 2시간마다 20회씩, 하루 100회를 하면, 나중에 소풍 떠날 때까지 남의 힘에 의지할 필요가 없다.

제4운동은 넋 놓고 있기다. 이는 만병의 근원이라는 스트레스를 분해하는 최적의 운동이다. 햇볕이 내리쬐는 아늑한 곳에서 일광욕하며 무념무상(無念無想)의 마음으로 가만히 있어 보시라. 스트레스와 잡념으로 인한 고통이 사라진다.

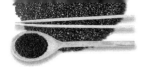

화두(話頭) 팔자(八字)
_ 운(運)

운(運)은 기(氣), 광(光), 수(水), 금(金), 곡(穀), 구(口), 동(動)이 에너지로 나타난 것이다.

좋은 일과 나쁜 일, 행복한 일과 불행한 일(吉凶禍福)은 주체와 객체의 작용에 의해서 일어난다. 이를 운(運)이라 한다.
주체와 객체는 기(氣)를 통해 작용·반작용을 한다. 운(運)이 좋다는 것은 주체가 객체에 의해 훼망(毁亡)되지 않는다는 것이다.

주체가 살아온 기(氣), 광(光), 수(水), 금(金), 곡(穀), 구(口), 동(動)의 에너지가 좋은 일을 맞이하게 하고 피하게도 한다.
운(運)은 인과에 의한 결과다. 운(運)은 미지의 과학이다.
우주의 섭리에 우둔한 사람들은 운을 언어와 수로 짜 맞추어 현혹하는 자들에게 속는다. 속지 마시라.

운(運)은 주체가 균형과 실천을 통해 운명으로부터 받은 선물인 것이다.

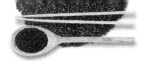

화두(話頭) 팔자(八字)

_ 운명(運命)

운명에 대해 궁금하지 않은 사람이 있을까?

사주팔자(四柱八字), 운세, 운명은 누구나 궁금해하지만, 그 개념은 다르다.

사주팔자와 운세는 자아의 주체적인 의지와 상관없이 타자와 환경에 의해 결정되는 것이다. 그러나 운명은 주체가 살아온 과정을 통해 형성되는 에너지다.

사주팔자(四柱八字)란 사람의 난 해(年)·달(月)·일(日)·시(時)를 간지(干支)로 계산하여 길흉화복(吉凶禍福)을 점치는 것이다. 사주팔자는 사람을 하나의 집으로 비유하고 생년·생월·생일·생시를 그 집의 네 기둥이라고 보아 붙여진 명칭이다. 각각 간지 두 글자씩, 모두 여덟 자로 나타내므로 팔자라고도 한다.

기계적인 말 풀이다.

사주팔자에 기대지 마시라.

1년 단위로 유동하여 매년 맞이하는 해마다의 운세를 세운(歲運)이라 한다.

운세는 균형과 조화를 중시한다.

음양이나 오행이 치우침 없이 고루 배합되어 있으면 길하고, 편중되어 있으면 그것을 균형과 조화가 이루게 조정하여야 개운(開運)이 된다는 것이다.

그러나 이를 너무 믿지 마시라.

하루하루 균형과 절제하는 삶이 되도록 하시라.

그것이 쌓여 운명이 된다.

운명은 주체가 산소, 햇빛, 물, 미네랄, 곡식, 입(口), 운동을 어떻게 에너지로 승화하느냐에 따라 정해지는 것이다.

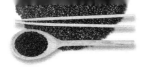

화두(話頭) 팔자(八字)
_ 운명은 몸에서 시작된다

진정한 강자는 몸이 바로 선 자다.
몸부터 존중하시라.
몸이 바로 서야 혼도 바로 선다.
몸에 대한 거짓된 진실을 맹신하지 마시라.

몸에서 행복과 사랑이 우러나온다.
몸의 소리를 듣고 몸과 자주 대화하시라.
몸을 새롭게 단장하시라.
몸을 알고 생각하는 힘을 키우시라.

몸을 위해 태양과 마주하는 즐거움을 간직하시라.
몸을 위해 흔한 것을 존중하시라(공기, 빛, 물, 소금 등).
몸은 현실에 그 가치가 있고 혼은 극락이나 천국에 그 가치가
있다.

몸에 봉사하시라.
고귀한 몸이 혼을 맑게 한다.
진리와 지식이 몸의 노예가 되게 하시라.

몸에서 행복을 찾고, 행복을 찾아다니지 마시라.

골방에서도 하늘길을 만들어 놓고 쉬시라.
대기 속에서 생활하시라.
몸이 춤추면 별도 따라 춤춘다.
몸이 사람을 변화시키고, 변화된 사람이 혼을 변화시킨다.

몸에 휴식을 주시라.
생명의 본능은 몸의 의지다.
내 몸은 온전한가를 스스로 물으시라.
모든 비극의 씨앗은 몸을 망각하고 곪아있는 허영심 때문이다.
사이비 의사들에게 몸을 맡기는 일이 없도록 하시라.
몸의 풍경이 세상이다.

고귀한 이여! 그대 이름은 몸이다.

극락이나 천국은 늘 그대 몸속에 있다.

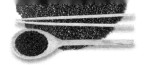

화두(話頭) 팔자(八字)
_ 균형의 행복

돈과 건강이 삶의 관계를 유지하고 확장하는 데 밑천이 된 세상
이다. 심한 경우에는 돈을 위해 몸을 가두거나 훼손할 수도 있
다는 사람도 있다.
그러나 세상을 살아가며 연륜이 쌓이면 몸 건강이 우선이고 돈
은 부수적인 필요조건임을 알게 된다.

사람들은 몸 건강과 돈을 통해 행복의 틀 속으로 안전하게 들
어가 있기를 소망한다.

주체의 행복을 위해서는 객체에 대한 최소한의 균형이 있어야
한다. 몸이라는 주체에 기(공기, 전기), 광(빛, 불), 수(물), 금(소금, 황
금, 돈), 곡(곡식), 구(언어와 섭생), 동(활동과 운동)의 균형을 찾아야 운
이 트인다.
운이 트여야 돈이 돈다운 역할을 하여 행복의 둥지에서 쉬고 잠
잘 수 있다.

객체와 균형을 이루지 못하면 몸은 운을 받아들이지 못한다. 부
모로부터 물려받은 생력(生力)의 에너지로 일정 기간은 몸을 의

식하지 않고도 운이 충만한 것처럼 느껴진다. 그러나 그 기간은 길어야 50년이다.

몸이 균형을 잃으면 무겁고 피곤하며 아프기 시작한다. 균형을 찾으려 해도 몸이 말을 듣지 않는다.

기존의 생각을 버리시라.
뇌의 생각을 청소하시라.
몸의 생각을 찾으시라.
오장육부를 청소하시라.

탄화현미와 물소금으로 청소하고,
공기와 전기 그리고 빛과 균형을 찾는 삶을 활동하시라. 그것이
행복의 시작이다.

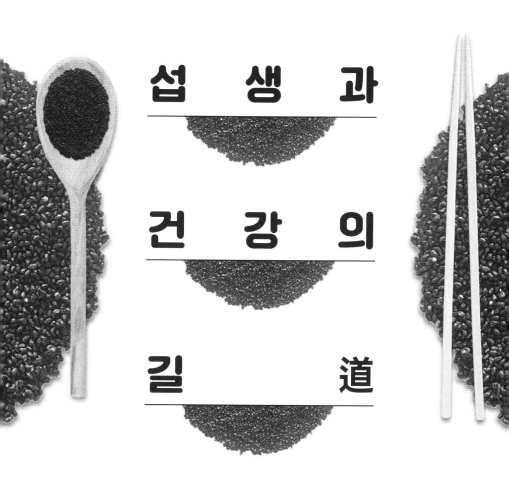

섭 생 과

건 강 의

길 道

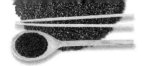

먹자

'먹자' 님께서 공자(孔子)와 맹자(孟子)를 키우고 가르쳤다. '먹자'가 없으면 '죽자'가 주인이 된다.
먹자는 원자와 분자에 숨을 넣어 세포를 살게 하는 위인(偉人) 이다.

무엇을 먹느냐에 따라 피의 질이 결정되고 세포의 질이 변한 다. 세포의 질이 어떻게 변하느냐에 따라 몸의 건강체가 드러 난다.

먹자의 질서를 바르게 알아야 한다. 먹자가 감동하는 섭생을 해 야 한다. 먹자는 음식을 맛이나 생각으로 먹기보다는 몸이 감 동하게 먹는 것을 좋아한다.

몸이 감동하는 음식은 우주의 숨에서 나온 식재료를 종자의 형 태로 취하여 물과 불을 이용하여 요리해 먹는 것이다.

먹자는 몸의 스승이며, 신선도 제일 가까이하는 친구다. 무엇을 먹느냐에 따라 사람도 신선이 될 수 있다.

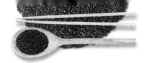

싸자

똥을 하루에 한 번 누는 사람은 사람의 수명을 다한다.
두 번 누는 사람은 하늘의 수명을 누리며
세 번 누는 사람은 우주와 운명을 함께한다.

하루 3번,
한 뼘 크기의 오이 모양의 똥을 누면, 평생 아프지 않고 죽어도
다시 살아 우주와 운명을 같이한다.

3번 똥 싸기 섭생을 위해서는
탄화현미 3~4순가락을 끼니마다 먹고
물소금을 하루 3병 이상 마시고
식사는 가공식품을 제외하고는
뱃속의 8할 정도가 찰 때까지만 먹는 것이 좋다.

찬은 사양마소와 초콩, 새우젓
그리고 된장, 간장, 고추장이면 된다.

하루 세 번 먹고, 세 번 싸면 신선과 가족이 된다.

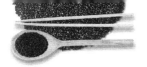

끄자와 잠그자

욕구에 충실하면 몸이 상한다.
욕구를 끄고 잠그는 지혜가 필요하다.

미국의 심리학자인 매슬로(Abraham H. Maslow)는 인간의 5대 욕구를 피라미드 형태로 정리했는데 이는 다음과 같다. 낮은 번호가 하위의 욕구다.

(1) 생리적 욕구(Physiological needs)
- 허기를 면하고 생명을 유지하려는 욕구로서 가장 기본인 의식주(衣食住)를 향한 욕구에서부터 수면욕과 성욕까지를 포함한다.

(2) 안전 욕구(Safety needs)
- 생리 욕구가 충족되고서 나타나는 욕구로서 위험, 위협, 박탈(剝奪)에서 자신을 보호하고 불안을 회피하려는 욕구이다.

(3) 애정과 소속 욕구(Love and belonging needs)
- 가족, 친구, 친척 등과 친교를 맺고 원하는 집단에 귀속되고 싶어 하는 욕구이다.

(4) 존경 욕구(Esteem needs)

- 사람들과 친하게 지내고 싶어 하는 욕구로, 인간의 기초가 되는 욕구이다.

(5) 자아실현 욕구(Self-actualization needs)

- 스스로를 계속 발전하게 하고자 자신의 잠재력을 최대한 발휘하려는 욕구이다. 다른 욕구와 달리 욕구가 충족될수록 더욱 증대되는 경향을 보여 '성장 욕구'라고 하기도 한다. 알고 이해하려는 인지 욕구나 심미 욕구 등이 여기에 포함된다.

나이가 들어도 욕구 조절을 잘하고, 성질과 화를 잘 억제하면 성인(聖人) 대접을 받는다.

그리고 오줌, 똥, 말(言)을 잘 잠그면, 요양원에서 죽음을 기다리는 버려진 신세는 면한다.

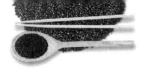

생채식이냐? 화곡식이냐?

모든 동식물은 부족한 것에 적응하며 수백 만년을 살아왔다. 사람은 몇천 년 전부터 채집, 경작, 저장, 화식을 하면서 부족한 것을 채우며 살 수 있었다. 그래도 불과 몇백 년 전까지만 해도 부족함을 완전히 채우지는 못했다. 현재도 지역과 국가에 따라서는 부족함이 여전하다.

생채식이냐? 화곡식이냐? 하는 시비는 생존을 위한 요소들이 부족하지 않은 상태라는 전제에서 시작한다. 즉, 기본적인 생존은 가능하되, 건강한 생존을 위해 섭생 방식에 대한 관점의 차이를 드러내는 것이다.

생식은 각 생명체의 지속력을 위한 독성을 함께 먹는 것이다. 몸을 위해서는 독성을 배제하고 먹어야 한다. 독성을 배제하는 방식은 말리거나, 익히거나, 절이는 방식 등이 있다. 이 중에서도 가장 정확한 방식은 익혀 먹는 화식이다. 익혀도 파괴되지 않은 영양소, 익혀서 도리어 합성되는 영양소 모두가 몸에 좋은 것이다.

채식은 질산염식(窒酸鹽食)이다. 인간이 가꾸지 않은 자연 상태의

채식은 그나마 안전하지만, 재배한 채소와 과일은 세포 독성을 일으키는 질산 덩어리다. 입안에서부터 대장에 이르기까지 독성을 깔고 다녀 다른 장기들을 부패시키고 혈액을 오염시킨다. 곡식이 주식이어야 한다. 정제를 최소화한 곡식이야말로 입술에서 항문에까지 이르는 최적의 영양소다. 곡식은 화식으로 하되, 식감에 문제가 없다면 태워 먹어라. 인류 600만 역사에서 화식이 인간의 수명을 4배 늘렸다.

항상 넘치지 않고 부족하지도 않게 먹으면 더 좋다.

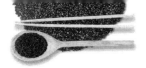

맛의 균형

단맛은 모든 균의 보급소다.
인간의 단맛에 대한 욕구와 집착은 대단히 강하다.
왜냐하면, 단맛은 인간의 기분을 상승시키는 작용을 하기 때문이다.

신맛은 향기를 수반하는 경우가 많으므로 본래의 맛과 아울러 식품의 맛을 좋게 하고 식욕을 증진시킨다.

쓴맛을 내는 물질은 알칼로이드(Alkaloid), 배당체(配糖體, Glycoside) 등으로 기본적인 맛 중에서 인간이 가장 예민하게 느끼는 맛이다. 쓴맛에는 미네랄이 포함되어 호르몬을 활성화한다.

짠맛은 조리에서 가장 기본이 되는 맛이다. 순수한 짠맛의 대표적인 것은 소금으로서 그 농도가 1%일 때에 인간에게 가장 기분 좋은 느낌을 준다. 소금은 방부력이 있고 기력을 증진한다.

매운맛은 순수한 미각이라기보다는 생리적인 통각이라 할 수 있다.
매운맛은 미각을 크게 자극하여 소화액의 분비를 촉진한다.

(1) 죽을 맛

- 단맛에 편승하여 음식을 섭취하면 생기는 피를 곪게 하는 맛
  이다.
- 특히 정제된 설탕이나 가공 당류는 모든 병의 시작이니 죽음
  이 두렵거든 삼가시라. 단맛은 죽을 맛의 친구임을 명심해야
  한다.

(2) 살맛

- 단맛, 신맛, 짠맛, 쓴맛을 골고루 느끼는 섭생을 하면 침샘에서
  생기가 솟구쳐 나와 육부(六腑)를 춤추게 한다.
- 탄화현미는 침샘의 생기를 솟구치게 하여 신선수(神仙壽)를 누
  리는 살맛을 가져다준다.

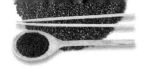

의사

의사는 질병을 고치고 질환은 몸이 고친다.
의학은 결과를 규명하고 처방하는 데 익숙하나
원인을 규명하는 데 기계적인 한계가 있다.

의학이 발달할수록 아픈 사람은 더 늘어난다.
질환이 만 가지라도 치료는 한 가지 몸이다

치료할 병(질병)과 치유될 병(질환)은 다르다.
외인적인 질병은 의사가 치료하고,
내인적인 질환은 몸이 치유한다.

노폐물을 권하는 사회.
외식(外食)은 노폐물의 고급스러운 포장이다.
외식하더라도 정체불명의 퓨전식을 삼가라.
가공식품은 화학첨가물의 놀이터다.
정제 식품은 음식이 아니다.

약은 독(毒)이다.
약(Pharmacy)의 어원이 독(毒)이라지 않는가?

인체 정화 외에는 대안이 없다.
똥이 잘 나오는 음식을 먹어라.
그 음식은 똥 냄새가 없다.
똥 냄새가 향긋하면 피가 맑고,
피가 맑아지면 대사질환이 없다.

몸이 건강해야 운명을 바꾼다.
몸을 최대한 자연의 섭리에 가깝게 하시라.
몸이 주치의가 되고 자연이 의사가 될 것이다.

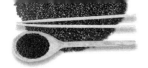

방어와 면역

면역력은 자연환경과 식습관에서 비롯된다.
태어나서 20세까지는 면역을 채우는 과정이다.
40세까지는 특별한 환경이 아닌 이상 건강의 소중함을 모른다.
40세에서 60세 사이에 면역력을 갖추면, 140세까지 좋은 건강
과 함께한다.

내 몸의 면역력이 최고의 의사다.
생활 습관을 바꾸면 질병은 바로 낫는다.
약물치료는 임시방편이고 몸에 독으로 남는다.
면역력을 아는 만큼 건강해진다.
햇빛, 산소, 물, 천일염(소금)과 함께하면 면역력과 친구가 된다.

자연치유력이 몸의 저항력을 키우고 건강을 지킨다.
생활습관이 건강과 질병을 좌우한다.
아픔을 달고 다니는 사람은 생활습관과 섭생의 태도를 바꿔야
한다.

질병에 걸리는 이유는 피를 오염시키는 태도와 섭생 때문이다.
먹는 음식이 몸을 병들게 한다.

과식(過食)은 먹는 음식 전부가 독이 된다.
건강해지려면 독소를 제거하시라.

나이를 잊으시라.
건강 나이가 진짜 나이다.

의사는 결코 당신의 건강을 책임지지 않는다.

몸속의 명의를 깨우시라!
몸의 면역력이 최고의 의사다.

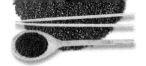

닥

몸에는 다섯 가지의 '닥'이 있다. '혓바닥' '손바닥' '발바닥' '낯바닥' '껍닥'이다. 이 5닥은 마찰에 의해 몸의 양기와 혈기 그리고 정기를 충만하게 한다.

혓바닥은 사용자에 따라 충신과 역신의 역할을 한다. 입술을 닫고 움직이면 양기가 솟아나지만, 입술이 열리는 순간부터 기허(氣虛)가 생기니 신중해야 한다.

손바닥과 발바닥은 몸의 소우주이니 거칠지 않게 치고 걸으면 혈기가 돋아난다.

낯바닥을 하루 세 번 이상 씻어주고 아흔아홉 번을 비비면, 신수가 훤히 열린다.

껍닥은 소화기관과 밀접하게 관련되어 있다. 탄화현미를 꾸준히 섭생하시라. 그리고 자주 비비시라. 나이 들어 함께 비빌 수 있는 동반자가 있다면 더없이 행복하다.

5닥만 잘 관리하면 운길(運道)이 열린다.

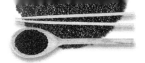

지(持)

지의 본래적인 의미는
'가지다' '보전(存)하다' '지키다' '돕다' '유지하다' '대항하다' 등이다.
우리 몸에는 다섯 가지의 지(持)가 있다.

(1) 모가지
- 태어나서 목을 가눈 연후에 일어서서 걸을 수 있다.
- 도리도리를 자주 하시라.

(2) 손모가지
- 열 손가락이 없었다면 인류의 진화 형체도 없었을 것이다.
- 손끝 치기를 틈나는 대로 하시라.

(3) 발모가지
- 서고 걷지를 못하면 소풍을 준비해야 한다.
- 발목과 발끝 치기를 자주 하시라.

(4) 싸가지
- 싹을 보면 미래가 보인다.
- 말과 몸짓에 신중하라.

(5) 자(보)(?)

- 생력과 건강의 척도다. 억지로 탐하지 마시라.
- 2세가 결혼할 때가 되면 독수환(獨睡丸)을 먹어라.

모가지, 손모가지, 발모가지를 잘 관리하시라.
틈만 나면 앞뒤로 자연스럽게 이완시키시라.
특히 아침에 일어나서, 그리고 잠들기 전에 나이만큼 이완시키시라.

싸가지는 현재다. 항상 태도와 행동에 신중하시라.
그리하면 모든 생명에게 대접받는다.

자(보)(?)는 하늘 문이다.
함부로 내돌리지 마시라.
항상 지조(志操)하고 청결을 유지하시라.

다섯 가지 지(持)가 온전하면 몸이 하늘이 되는 것이다.

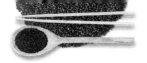

육부(六腑)와 피(血)

모든 생물이 공통으로 가지고 있는 기관은 호흡기관, 소화기관, 비뇨·생식기관이다. 산소, 물과 호르몬 효소, 미네랄과 섬유소, 영양소들이 경계와 균형을 이룰 때 생명의 씨줄·날줄의 피가 생긴다. 따라서 삼초(三焦)가 실하면 만병을 이길 수 있다.

인체의 어느 특정 부위에 좋다는 약이나 음식이더라도 삼초(三焦)에서 원활하게 흡수하지 못하면 독을 양산하는 쓰레기가 된다. 육부에 있는 미생물들을 잘 조절하고 독성을 제거하여 양질의 피를 만들 때 맑은 건강이 시작된다.

육부는 위·쓸개·소장·대장·방광 삼초를 말한다.
육부는 수곡을 소화하고 진액과 음식물의 영양분이 흡수되고 남은 찌꺼기인 조박을 받고 내보낸다. 또한, 소화된 물질을 전달한다.
이는 공허한 기관을 가리키는데 아궁이에서 굴뚝까지의 과정과 유사하다.

위(胃)는 처음 음식을 받아들여 소화를 담당하며, 비장(脾臟)과 생리적(生理的)·병리적(病理的)으로 밀접한 관계가 있다.

잔신경을 많이 쓰며 생각이 많고 망상이 잦은 사람은 위장과 비장이 약한 사람이다.

쓸개(膽汁)는 간으로부터 생성된 담즙(膽汁)을 저장했다가 소화된 음식물이 소장으로 이동하는 과정에서 분비되어 주로 지방의 소화를 돕는 효소를 분비하여 소화 작용을 돕는다.

소장(小腸)은 청탁(淸濁)을 분리(分離)하는 기관이다.
즉, 위에서 넘겨받은 음식물을 소화시켜 영양분과 찌꺼기로 분리하여 남은 찌꺼기를 대장으로 전달하는 역할을 한다.

대장(大腸)은 전도(傳導)하는 역할을 한다.
소장(小腸)에서 소화된 음식물을 전달받아 영양물질을 분리하고 남은 찌꺼기로부터 수분을 분리하여 배설(排泄)시키는 작용을 하는 기관이다. 그리고 대장은 몸의 보일러 역할을 한다. 대장이 건강해야 오장(간장, 심장, 폐장, 신장, 비장)이 편안하다.

방광(膀胱)은 피를 제외한 체액(體液)이 모이는 장소로, 요액을 저장하였다가 체외로 배출한다.

삼초(三焦)는 호흡기관, 소화기관, 비뇨·생식기관을 가리킨다. 해부학상으로는 존재하지 않지만, 기능은 하고 있어 육부에 해당

한다.

상초(上焦)는 심장과 폐를 위주로 한 흉부이며,

중초(中焦)는 비장, 위, 간장 등을 위주로 하는 복부가 되고

하초(下焦)는 신장과 방광 등을 포함하는 하복부에 해당한다. 그
래서 남녀의 생식기를 하초(下焦)라 하는 것이다.

겸손하게 먹고, 잘 소화하고, 잘 싸면 건강이 보장된다.

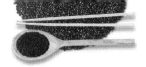

건강 손자병법

섭생에 신중하되 치료하지 않고 이겨라. 한 몸이 12,460가지의 병을 이긴다. 결과와 싸우는 것은 이미 진 것이다. 치료하지 않고 이기는 방법은 원인을 제거하는 것이다.

(1) 섭생하기 전에 계획하시라
- 적은 비용으로 구하기가 쉬운 식재료인가. 인류문명을 통해 검증된 방법인가. 다른 유익한 식재료와 충돌하지는 않는가.

(2) 섭생하는 방법
- 직접 요리를 하시라. 몸으로 실천하며 수시로 걸으시라. 최소 100일 동안 실천하시라.

(3) 형세를 활용하시라
- 맑은 공기와 마주하시라. 밤에도 숨구멍을 열어 놓으시라. 해가 얼굴을 내밀거든 틈날 때마다 마주하시라.
- 목마르기 전에 물을 마셔라.

(4) 세력과 함께하시라
- 가족과 함께하시라.
- 주변의 사람들과 함께하시라.

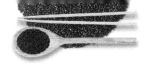

노자(老子)의 건강학

노자의 사상을 요약하면, 무위자연(無爲自然)과 상선약수(上善若水)다. 도(道)에 따른 삶이 무위자연이고 무위자연의 실천적인 삶을 상선약수라 하였다.

그는 "사람은 땅에 의존하고 땅은 하늘에 의존하며, 하늘은 도(道)에 따르고 도는 자연에 있다."고 하였다. 이것은 꾸밈없이 자연의 순리에 따른 삶을 산다는 것이다.

천지자연은 있는 그대로 존재하면서 아무 일도 하는 바 없으나, 봄이면 초목의 새싹을 트게 하고, 가을에는 그 결실을 보게 하며, 겨울이 되면 다시 제 모습으로 돌아가게 한다는 것이다. 최상의 선(善)은 물(水)과 같다.

물은 만물을 이롭게 하면서도 다투지 않고 사람들이 싫어하는 낮은 곳에 머문다.

그러므로 물은 도(道)에 가깝다.

① 물은 만물을 먹여 기른다. ② 물은 유약한 본성을 지니고 있기 때문에 자연에 따르며 다투지 않는다.
③ 물은 사람들이 싫어하는 낮은 곳으로 몰려든다.

노자의 건강학은 자연의 섭리를 따라 실천하여 도(道)를 이루는 것이다. 그리고 그 도(道)의 형태와 같이 물처럼 사는 것이다.

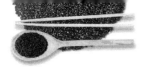

석가(釋迦)의 다섯 가지 건강 비결

부처는
건강은 가장 위대한 선물이며,
만족은 가장 위대한 부(富)이고, 성실함은 삶을 윤택하게 하는
보리수 길이라 하셨다.

부처는 부(富)와 보리수 길도 건강이라는 선물이 없으면 부질없
다고 하셨다.

석가의 다섯 가지 건강 비결은 다음과 같다.

(1) 적게 드시라
- 그리고 하루에 세 번 규칙적으로 드시라.

(2) 많이 걸으시라
- 걸어야 달릴 수 있고, 몸에 활력이 붙는다.
- 걸어야 선정(禪定)의 마음을 얻는다.

(3) 행동을 절제하시라
- 지나치거나 부족한 곳에 함부로 가지 마시라.

(4) 질병을 예방하시라

- 깨끗한 물을 마시고 생식을 삼가시라.

(5) 심신일여(心身一如)를 놓치지 마시라

- 육체의 고통을 무시하고서는 마음의 평안을 얻을 수 없다는 것이다. 깨끗해지려면 몸이 건강하고 병이 없어야 한다.
- 몸에 대한 공부가 곧 마음에 대한 공부이니, 심신을 함께 닦는 것은 수행의 상보상성(相補相成)을 도모하는 것이다.
- 몸 수련을 통해 마음을 닦아 나가는 것이다.
- 몸을 수련하여도 마음공부의 중요성을 잊어버리고, 참 마음을 잃어버리는 결과가 나오면 몸을 수련하지 아니함만 못하다.
- 몸에 대한 공부가 곧 마음에 대한 공부다.

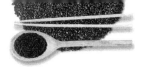

예수(Jesus Christ)의 다섯 가지 건강 비결

(1) 뜨겁고 깊이 있는 기도 생활

- 새벽 미명에 집을 벗어나 맑은 숨을 쉬는 것만으로도 건강에 힘이 된다. 기도가 생체 에너지인 뇌파를 자극, 자율신경계의 항상성 유지에 탁월한 효과가 있다는 것이다. 면역력이 증대돼 각종 질병이나 스트레스를 물리치는 데 영적 활동으로 기도만큼 강한 힘을 발휘하는 것도 흔치 않다.

(2) 진리 속에서의 사명

- 예수는 인류의 죄를 짊어진 고난의 종으로서 십자가에 못 박혀야 할 사명감으로 불타올랐다. 사명은 본질적으로 꿈을 꾸게 한다. 꿈꾸는 자들이 그렇지 않은 사람보다 저항력이 훨씬 강하다. "사람은 꿈을 포기했을 때 비로소 늙는다."

(3) 적당한 휴식

- 예수는 모든 사람에게 안식일을 지키게 했다. 아무리 일이 많아도 기도와 휴식을 거르지 않고 반드시 지켰다.

(4) 부모에 대한 효도

- 효자는 항상 부모에게 감사하는 마음으로 생활한다.

그 감사는 생체기능을 활성화시켜 각종 질병이나 스트레스의 저항력을 기른다.

(5) 적당한 운동

- 예수가 선택한 운동은 고강도 운동이 아닌 저강도 유산소 운동이다. 함께 걸으면서 하나님의 말씀을 나눌 수 있는 운동을 하신 것이다.

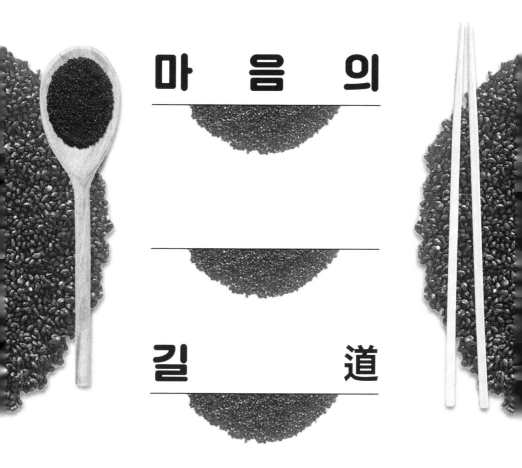

마　음　의

길　　道

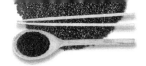

말

말이 없으면
거짓말이 없다.

말에 거짓 없음이 깨달음의 실천이다.

말은 혼(魂)의 종자다.

말씨를 교행하는 습관과 관계에 따라
그 사람의 혼 에너지가 쌓인다.

말이 혀에서 시작되면 가벼워 쉽게 날아간다.
말이 심장에서 솟아나면 머릿속으로 살뜰히 모인다.
말 씨앗 관리를 잘해야 한다.
씨앗이 잘못 날아가면 독이 되고 칼이 되기 때문이다.

씨앗이 새로운 몸체와 더 많은 씨앗을 만든다.
말은 행동을 낳는다.
행동이 운명을 좌우한다.

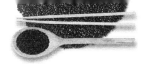

마음

"열 길 물속은 알아도 한 길 사람 속은 알 수 없다."
사람마다 경험이 다르기 때문이다.
마음은 몸이 축적한 경험의 에너지다.
마음의 에너지는 환경에 따라 파동을 달리한다.
그것을 감정과 욕망이라 한다. 따라서 마음을 주체적으로 다스
린다는 것은 감정과 욕망을 조절한다는 것이다.

관상가들이 "형상(形相)은 골상(骨相)만 못하고, 골상은 색상(色相)만
못하며, 색상은 심상(心相, 마음)만 못하다."라고 한다.
마음을 헤아려 보면,
사람의 과거·현재·미래를 열어 볼 수 있다는 의미다.

감정과 욕망은 몸이 취하고자 하는 기(氣)에 따라서 몸을 살리기
도 하고 죽이기도 한다.
그리고 복운(福運)을 따르게도 하고 불행을 부르기도 한다.

산다는 것은 마음먹은 것을 실천하는 데 달려있다.

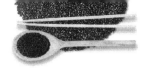

관세음보살(觀世音菩薩)

승달산(僧達山) 법천사(法泉寺) 도근 스님께서 말씀하셨다.
"관세음보살을 안고 염송(念誦)하시오."

『관음삼매경』에 따르면, 관세음보살은 석가모니의 선배 부처다.

석가모니의 전생에서 스승이었다.
중생의 구제를 위해 스스로 부처에서 보살이 되었다.

사람에게 있어 관세음(觀世音) 그리고 보살(菩薩)의 의미는 무엇인가?
보살(菩薩)은 여자 신도(信徒)나 고승(高僧)을 높여 이르는 말이다.
또는 위로는 불교의 지혜를 구하고,
아래로는 중생을 제도하는 존재다.

그럼 관세음(觀世音)은 무엇이란 말인가?
세상의 소리라고 한다.
사람의 소리는 어디에서 오는가?
입(口)에서 온다.
입(口)에 집중해야 한다.

입(口)이 관세음보살이기 때문이다.

간절하고 진실한 마음으로 입(口)을 대하면

입(口)이 반드시 구(求)해 준다는 것이다.

입(口)으로 무슨 말을 하느냐에 따라 복(福)이 만들어진다.

입(口)으로 무엇을 먹느냐에 따라 몸(身)을 짓는다.

깨달음의 시작은 입(口)에 있다.

입(口)이 너를 구원한다.

입(口)을 관세음보살로 모셔야 한다.

관세음보살!

관세음보살!

관세음보살!

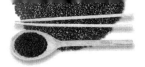

입(口), 음(音), 기(氣)의 에너지

우리말 명사형 어미 중에는 '-ㅁ' '음' '기'가 있다.

(1) 명사형 어미 '-ㅁ'

- '묶임'은 피동사인 '묶이다'의 어간 '묶이-'에 '-ㅁ(명사형 어미)'가 더해져 이루어진 형태다. 이처럼 받침 없는 용언의 어간과 '이다'의 어간, 'ㄹ' 받침 용언의 어간 뒤에는 '-ㅁ' 명사형 어미가 쓰인다.
※ 예: 바라다→바람, 추다→춤, 사람이다→사람임, 베풀다→베풂, 만들다→만듦.

(2) 명사형 어미 '음'

- '행복한 웃음을 웃음'에서 앞의 '웃음'은 관형어 '행복한'의 꾸밈을 받는 명사이며, 뒤의 '웃음'은 '서술성'이 있으므로 동사다. '~했습니다.'에서 어미 활용은 '슴'이 아니라 '음'이다.

(3) 명사형 어미 '기'

- '가로다(가로되)' '더불다(더불어)' 등의 불구동사(不具動詞)를 제외한 모든 동사에는 명사형 어미 '기'를 활용할 수 있다.
※ 예: 먹기, 보기, 하기, 가기, 오기, 자기, 깨기, 짓기, 쓰기, 넣기, 꿰기, 말기, 뛰기, 달리기, 서기, 걷기, 울기, 웃기, 찌

기, 살기, 죽기 등.

우리말에서 에너지가 넘치는 어미로 기(氣)를 활용한 것은 언어와 삶에 대한 과학적인 접근 때문이다. 따라서 몸에 담긴 기, 태양계의 기, 우주의 기, 언어의 기는 모두 한 몸이다.

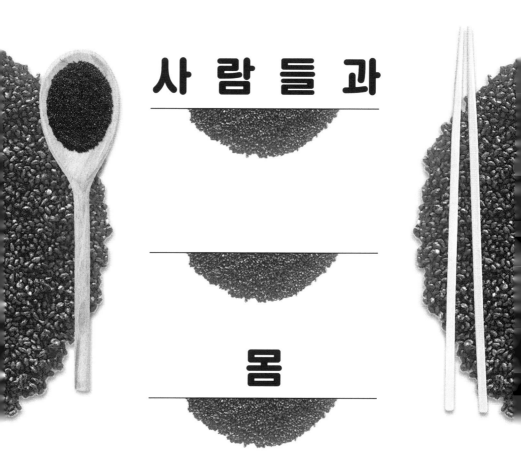

사 람 들 과

몸

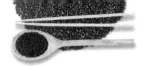

스티브 잡스(Steve Jobs)
_ 사과

깔끔하게 한 입 베어진 사과 모양을 회사 로고로 사용하고 있는 애플(Apple) 사(社). 스티브 잡스는 사과를 돈 버는 데는 능란하게 이용했지만, 먹는 데는 게을리하여 췌장암으로 우왕좌왕하다가 서툴게 소풍을 떠났다.

스티브 잡스가 소풍을 가기 전에 남긴 소회(所懷)를 간추려서 말해보고자 한다.

"나는 사업에서 성공의 최고점에 도달했었다. 다른 사람들의 눈에는 내 삶이 성공의 전형으로 보일 것이다. 그러나 나는 일을 떠나서는 '기쁨'이라는 것을 거의 느끼지 못했다.
결과적으로 부(富), 즉 돈이라는 것은 내게는 그저 익숙한 삶의 일부분일 뿐이다. 지금 이 순간에 병석에 누워 나의 지난 삶을 회상해 보면, 내가 그토록 자랑스럽게 여겼던 주위의 갈채와 막대한 부는 임박한 죽음 앞에서 그 빛을 잃고, 그 의미도 다 상실했다.
어두운 방 안에 누워 생명 보조 장치에서 나오는 큰 빛을 물끄러미 바라보며 낮게 윙윙거리는 기계 소리를 듣고 있노라면, 죽음의 사자의 손길이 점점 가까이 다가오는 것을 느낀다.

이제야 깨닫는 것은, 평생 굶지 않을 정도의 부만 축적하면 더이상 돈 버는 일에 미련을 두지 말고 이와 상관없는 다른 일에 관심을 가져야 한다는 사실이다. 그리고 그건 돈 버는 일보다 더 중요한 뭔가가 되어야 한다.

그것은 인간관계가 될 수도 있고, 예술일 수도 있으며, 어린 시절부터 가졌던 꿈일 수도 있다.

쉬지 않고 돈 버는 일에만 몰두하다 보면 결과적으로 비뚤어진 인간이 될 수밖에 없다.

바로 나같이 말이다.

(…중략…)

평생 내가 벌어들인 재산은 죽을 때는 가져갈 도리가 없다. 내가 가져갈 수 있는 것이 있다면 오직 사랑으로 점철된 추억뿐이다.

추억!

그것이 진정한 부이다. 그것은 우리를 따라오고 동요하며, 우리가 나아갈 힘과 빛을 가져다줄 것이다.

사랑은 수천 마일 떨어져 있어도 전할 수 있다.

삶에는 한계가 없다.

가고 싶은 곳이 있으면 가라. 오르고 싶은 높은 곳이 있으면 올라가 보라. 모든 것은 우리가 마음먹기에 달렸고

우리의 결단 속에 있다.

어떤 것이 세상에서 가장 힘든 것일까?

그건 바로 '병석(病席)'이다.

우리는 운전사를 고용하여 우리 차를 운전하게 할 수도 있고, 직원을 고용하여 우리를 위해 돈을 벌게 할 수도 있지만, 고용하더라도 다른 사람에게 내 병을 대신 앓게 시킬 수는 없다.

물질은 잃어버리더라도 되찾을 수 있지만, 한 번 잃어버리면 절대로 되찾을 수 없는 것이 하나 있다.

바로 삶이다.

누구라도 수술실에 들어갈 즈음이면 진작 읽지 못해서 후회하는 책이 한 권 있는데, 그 책의 이름은 바로 『건강한 삶 지침서』이다.

현재 당신이 인생의 어떤 시점에 이르렀는지에 상관없이, 때가 되면 누구나 인생이란 무대의 막이 내리는 날을 맞게 되어 있다.

누구나 예외는 없다.

반드시 가족을 위한 사랑과 부부간의 사랑,

그리고 이웃을 향한 사랑을 귀히 여기시라.

그리고 무엇보다도 자기 자신을 잘 돌보기 바란다."

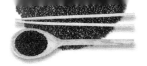

루 살로메(Lou Andreas-Salomé)

소유하지 않는 사랑

"모든 사랑은 비극에 기초해 있다. 행복한 사랑은 넘쳐서 끝장이 나고, 불행한 사랑은 모자라서 끝장이 난다."

알프스(Alps)의 산 그림자가 보이는, 호수처럼 맑고 푸른 눈 세련된 조각가의 손길이 다듬은 듯,

오뚝한 콧날

오감을 망각하게 하는

육감적으로 두터운 빨간 입술 왼손바닥의 엄지손가락을 숨기고도 가릴 수 있는 조그마한 얼굴

8등분의 골격을 깃털로 두른 듯, 날씬한 몸매. 한쪽 팔로 감아도 한 치가 남는 가는 허리. 킬 힐을 신은 듯 긴 다리. 모두를 모아서 짙은 장미 향처럼 흐르는 기묘한 중성적인 매력

그러나 어쩌랴! 납작한 가슴을….

오호라!

니체(Nietzsche)와 릴케(Rilke)는 루 살로메에게 정신 외에는 아무것도 넣지 못했다.

그는 당뇨, 요통, 유방암 등으로 75세의 나이에 소풍을 갔다.

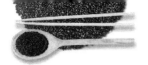

니체(Nietzsche)

"우리가 어느 별에서 내려와 이렇게 만나게 된 것은 운명입니다."

니체와 루 살로메와의 운명적인 만남은 『자라투스트라는 이렇게 말했다』를 낳았다.

그리고 "신은 죽었다." "신은 인간에 의해 창조된 허상이다."
"죽은 이후의 세계는 존재하지 않는다."라는 명언도 탄생했다.

니체는 언어의 교도소에서 언어가 만든 신을 보듬고
언어가 창조한 허상의 신이 되기 위해 초인을 갈망했다.
초인적인 영웅이 되어 인간 세상을 펼치는 새로운 세계를 꿈꾸었다.

"나는 신이다. 다만 지금은 변장하고 있을 뿐이다."
그러나 니체는 그 후 12년간 혼수상태로 신을 찾지 못하고, 심장 쇠약으로 54세에 소풍을 갔다.
그는 혼수상태 이전에도 편두통, 가슴앓이, 류머티즘(Rheumatism), 치질, 이질, 디프테리아(Diphtheria), 근시에 시달렸다.

그를 지탱하게 한 것은 소화제와 수면제 그리고 새로운 세계에
대한 갈망이었다.

낮에 자고 밤에 발작을 일으켰던 니체는
햇빛과 소금이 부족하여
걷지도 못하고 소풍을 갔다.

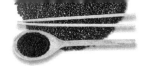

릴케(Rilke)

시인은 결핍으로 치장된 환경과 삐걱거리는 정신이 만든다.

릴케는 고독의 싹으로 장미를 피게 한 시인이다.

그의 연상의 여인인 루 살로메는 결핍과 삐걱거림 그리고 고독을 시로 엮어 주었다.

살로메에게 바치는 시

내 눈을 감기세요.
그래도 나는 당신을 볼 수 있습니다.
내 귀를 막으세요.
그래도 나는 당신의 말을 들을 수 있습니다.
발이 없어도 당신에게 갈 수 있고
입이 없어도 당신을 부를 수 있습니다.
내 팔을 꺾으세요.
나는 당신을 내 마음으로 잡을 것입니다.
내 심장이 멈추게 하세요.

그러면 내 머리가 고동칠 것입니다.
당신이 내 머리에 불을 지르면
그때는 내 핏속에 당신을 실어나를 것입니다.

그는 극도의 저염식으로 인해
패혈증과 대상포진을 앓다가
썩은 고름을 온몸에 두르고 소풍을 갔다.

그의 묘비명은 이러했다.

장미여! 오! 순수한 모순이여!
겹겹이 싸인 눈꺼풀들 속
누구의 잠도 아닌 즐거움이여!

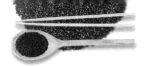

법정 스님

"무소유(無所有)란 아무것도 갖지 않는다는 것이 아니다.
불필요한 물건을 가지지 않는다는 뜻이다. 우리가 선택한 맑은
가난은 부보다 훨씬 값지고 고귀한 것이다."
법정(박재철) 스님은 소유 불능의 처지를 피해 입산하였다. 그는
산중에서 무소유를 소유한 연유로 생로병사(生老病死)에 처절하게
몸서리치다가 참나무 장작과 함께 타버렸다.
무소유를 노래할수록 삶의 애착은 처절해진다.
생(生)에서 로병사(老病死)를 보듬고 춤추다가 다시 생(生) 하는 것
이 무소유다.
왜 울면서 태어났던가? 살아갈 길이 병들고 늙고 죽는 것이기
때문에 운다고들 한다. 삶을 겁주는 대답이다. 우는 것은 별의
숨이다.
태아기의 탄생과 성장을 거친 사람별이 지구별을 거닐기 위한
숨이다.
그는 숨을 소홀히 했다. 바람 많은 곳에서 향불과 촛불 고행을
한 탓에 폐암으로 소풍을 갔다.

별은 울면서 태어나고 웃으면서 또 태어난다.

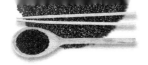

지리산 도인(道人)

도인은 나이 90의 노년기에도 구순기(口脣期)의 습관과 일하는 관성을 지니고 있었다.

"밤에는 빨고, 낮에는 쌓습니다." "무엇을 빨고, 무엇을 쌓는지요?" "모르시나요?" "예. 외롭거나 힘들지 않으세요?" "밤에는 할멈이 있어 견딜 만합니다. 그리고 낮에는 돌과 다정하게 때로는 시끄럽게 말하고 지냅니다." "돌과 말을 한다고요?"

"내가 돌이 되면 말이 통합니다."

도를 닦고 있는 사람 앞으로 굉장한 미녀가 지나갔다.

도인이 놀라서 소리쳤다.

"저런 멋진 미녀는 처음이구나! 검은 눈동자, 가는 허리…. 정말 멋지군!"

그러자 의아해진 동네 사람들이 도인에게 물었다.

"아니 도를 닦는 사람도 여자를 탐합니까?"

그러자 도인이 그 사람을 노려보며 말했다.

"이보시오! 단식한다고 메뉴 보지 말란 법 있습니까?"

주체와 객체는 입장을 바꾸면 통할 수 있다.

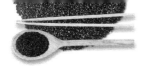

황수관 박사

"신바람 건강 10훈"

1. 자연으로 돌아가라.
2. 잘 먹어라 (아침은 일꾼처럼, 점심은 황제처럼, 저녁은 거지처럼).
3. 깊은 단잠을 자라.
4. 반드시 운동을 하라.
5. 담배를 끊고 술을 절제하라.
6. 목욕을 자주 하라.
7. 많이 베풀어라.
8. 스트레스 관리를 잘하라.
9. 많이 웃어라.
10. 건강 체크를 잘하라.

신바람으로 웃음을 보약 취급하는 것은 옳았으나,
나트륨과 소금(素金)을 구분하지는 않았다.

패혈증을 예방하기 위해서는
몸에 적절한 소금(素金)을 품고 있어야 한다.

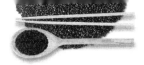

마광수

그가 『상징시학』으로 이론을 풀 때는 아무도 시비하지 않았다. 『즐거운 사라』로 예술적 진실을 승화할 때, 그는 학계로부터 신경쇠약에 빠질 정도로 홀대를 당했다. 그는 우울증과 결벽증에 시달렸다. 그는 사회적 타살로 인해 자학적 자살을 선택할 수밖에 없었다.

나는 천당 가기 싫어

> "나는 천당 가기 싫어
> 천당은 너무 밝대
> 빛밖에 없대
> 밤이 없대
> 그러면 달도 없을 거고
> 달밤의 키스도 없을 거고
> 달밤의 섹스도 없겠지
> 나는 천당 가기 싫어."

왜 사랑을 하트로 상징하는가? 생각 그릇인 머리를 그리거나,

바나나 하나에 계란 두 개를 그리지.
뇌와 거시기는 쉬는 때가 있으나,
심장은 쉬거나 멈추지 않는다.

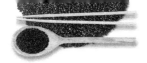

몸과 만남
_ 사랑과 결혼

사랑하기 때문에 결혼하고, 결혼했기 때문에 사랑한다고 한다.

그러나 사랑은 조금만 방심하면 시든다.

사랑은 욕망의 포장이다.

결혼은 관계의 공유적 확인이다.

사랑하기 때문에 결혼하거나, 결혼했기 때문에 사랑하는 것은 욕망과 관계를 섞어 놓은 것이다.

사랑은 주체가 객체에게 갖는 욕망의 의미다.

주체의 의미적 욕망이 꿈틀대지 않으면 사랑은 없다.

결혼은 삶의 지속성을 확인하고 가꾸어 또 다른 별을 키우는 개인적이고 사회적인 관계의 약속이다.

사랑은 오뉴월 소낙비처럼 변덕스러우나,

결혼은 밤과 낮을 가리지 않고 빛나는 별과 같다.

두 별이 만나서 관계의 승인을 공유하고 전개하는 결혼생활에 요구되는 것은, 사실과 진실이다.

행동에 대한 사실

언어에 대한 진실

서로가 행동으로 보여주고 몸으로 말해야 빛을 잃지 않는다.

두 별이 빛을 잃지 않아야 끝없는 사랑이 이루어진다.

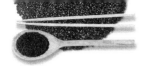

몸과 만남
_ 샛별

두 별이 한 별이 되면 또 다른 별이 탄생한다.

별은 자기 탄생의 신비함과 경이로움을 알지 못한다.
별은 샛별의 탄생 과정을 보며 자기 탄생을 경험한다.

준비해야 한다. 산에 오를 때도 준비를 한다.
별을 점지하는 데 준비가 없으면 어쩌랴.

대지의 산소, 태양의 빛, 생명의 원천 수(水),
우주의 광물이 부족하면 충분히 채워야 한다.
채우지 않고 별을 조각하면 별빛이 어두워질 수 있다.

채우고 별을 노래한 후에도
부족함이 없도록 해야 한다.
특히 섭생과 행동에 신중해야 한다.
밖에서 속삭이는 소리도 배 안에서는
공명이 되어 크게 울린다.

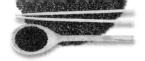

몸과 만남
_ 별 기르기

아이들 교육에 있어서 가장 큰 강의는 부모가 보여주는 환경
이다.

아이가 무엇을 어떻게 먹느냐가
아이의 몸과 피의 성질을 결정한다.

아이에게 무엇을 어떻게 보여주는가에 따라
아이의 지력과 판단력이 키워진다.

아이에게 편리한 인스턴트식품을 먹이면서
아이의 몸이 건강하고 피가 온화한 성질을 갖기를 기대하지 마
시라.

부모가 행동보다 말이 앞서면서
아이가 공부 잘하기를 바라지 마시라.
말하는 대로 공부한다면,
공부 못하는 자식이 어디 있으랴.

식구란 함께 음식을 먹는 것이다.

정해진 시간에 함께 먹어야 한다.

어렵더라도 아침 식사는 풍성하게, 꼭 함께 먹어야 한다.

저녁에는 간식을 삼가야 한다.

간식은 멍청이를 만드는 불쏘시개다.

바른 음식을 먹는 데 소홀함이 없어야 한다.

아이들은 지시어와 명령어의 파동에 반항한다.

청유형과 기다려 주는 언어의 파동에 순응한다.

말하기 어려우면 그냥 행동으로 보여 주어야 한다.

규칙적인 생활

정리정돈

부부간 애정이 깃든 대화

책 읽는 모습은 자식의 스승이 된다.

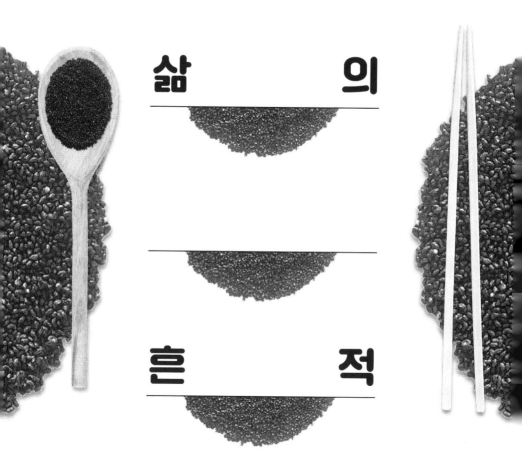

삶 _____ 의

_____

흔 _____ 적

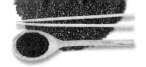

죽느냐! 사느냐!

키 166㎝

몸무게 76㎏

허리둘레 96㎝

언제부턴가 계단 오르기가 버겁고, 아침에 일어나면 머리가 어지러웠다. 잘 때는 코를 심하게 골고, 술 마시고 잠자는 날에는 어김없이 쥐가 났다. 발에 무좀이 번성했고, 피부에는 트러블이 계속 일어났다.

나이 오십이 되어 건강검진을 했는데, 당뇨 관리를 해야 하고 혈압 조절과 고지혈증에도 신경을 써야겠노라고 의사가 일러 주었다. 그래도 개의치 않고 돈 버는 재미에 취해 살았다.

하루 식사 패턴을 보면, 아침은 우유 500㎖에 요구르트 2개를 섞어 먹었다. 점심은 시내의 맛집을 순회하며 먹었다. 저녁은 기름진 안주에 술을 마시는 날이 1주일에 4번 이상이었고, 그중에 한 번 이상은 폭음을 했다. 담배는 하루에 기본 두 갑을 피웠다.

어느 날, 폭음을 하고 다음 날 아침에 일어나 왼쪽 약지 손가락을 보고 깜짝 놀랐다. 첫 마디가 검푸르게 멍들어 있었다. 술김에 다치고도 감각이 없었나 했다.

그러다 목욕탕에서 더 놀라운 현상을 보았다. 무좀이 더 심해지고 발끝이 멍들어 있었다. 허리도 매우 아팠다.

내분비 전문의를 찾았다. 계측 기계로는 측정이 불가하여 피를 뽑았다. "이런 상태가 될 때까지…" 의사는 안타까워하는 표정이었다.

며칠이 지나 의원에 갔다.

전문 병원에서 입원 치료를 해야 한다고 했다. 사형 선고와 같은 의사의 말을 들었다. 생각이 얽혀 복잡해졌다. 몸이 더 망가지기 전에 아름다운 자살을 하고 싶었다. 15층 옥탑방에서 궁리를 했다.

어떤 방법이 아름다운 자살이 될 수 있을까?

그러나 자살하는 방법도 여러 가지인 데다가 그렇게 쉽지만도 않았다.

미루고 미루다 살 방법을 챙겨 보았다.

최근 10년 동안 살아왔던 태도와 섭생을 살펴보았다.

알고 보니, 내 생활은 병을 부르는 태도와 섭생이었다.

이를 180도 바꾸기로 했다.

먼저 지금까지 즐겨 먹었던 것들을 절제하고 생활 양식을 바꾸기로 했다.

첫째, 육류를 적게 먹고 유제품류 안 먹기
둘째, 가공식품 안 먹기
셋째, 설탕 조미료 적게 먹기
넷째, 각종 음료수 안 마시기
다섯째, 생채소, 생과일 조심히 먹기
여섯째, 절주와 금연

그리고 식습관을 전반적으로 바꾸기로 했다.

첫째, 소금(素金)물 마시기
둘째, 채소와 과일은 절이고 데치거나 익혀 먹기
셋째, 탄화현미와 현미밥 먹기
넷째, 사과, 양파, 마늘, 소금(素金)으로 만든(일명: 사양마소), 직접 담근 물김치 먹기
다섯째, 가벼운 체조와 걷기 그리고 일광욕

이를 엄수하기 위해 우선 100일 실천 계획을 세웠다.
그리고 실천했다.
식사 때마다 탄화현미 볶은 알곡, 사양마소를 먼저 먹고, 나머

지는 반찬이나 해조류, 바닷고기 등을 배부르기 전까지 먹었다. 생과일과 생채소는 거의 먹지 않았다. 그리고 물소금은 하루 1,500㎖ 이상 마셨다.

안 먹기로 한 것은 철저하게 배제했으나,

부득이하게 외식을 할 때는 티 내지 않고 조금 덜 먹는 방법을 취했다.

죽느냐! 사느냐!

채 2주일이 지나지 않았는데, 몸이 가벼워지고 정신이 맑아졌다.

오후가 되어도 허기지지 않았다.

한 달 지나자 하루 한 번씩 대변을 보고, 체중이 4㎏ 정도 줄었다.

종일 피곤한 줄을 몰랐다.

두 달이 지나자 체중이 7㎏ 줄고, 고등학생과 힘자랑하고 싶었다.

100일이 지나자 총 체중이 12㎏ 줄었다.

잠을 자도 늦잠을 자지 않고, 몸이 가벼워지고 활력이 느껴졌다.

시나브로 피부도 깨끗해졌다.

무좀은 흔적도 없어졌다.

그러나 뒤틀린 관절은 그대로였다.

현재 내 몸무게는 60㎏, 허리둘레는 78㎝다.

그 후에도 집에서는 이 방법을 꾸준히 실천하고
외식할 때의 식사량도 예전보다는 관대하다.

이후의 내 삶은 즐거움의 연속이다.

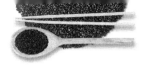

세월

태어나서 5년을 길러지니 해와 달과 별이 보였다.
7년을 키워지고 고추를 가렸다.
10년을 살고 나서
10년이면 강산이 변한다는데
멀리 있어 까마득했다.
20년을 살고 보니
1년 앞이 컴컴해 괴로워했다.
40년 살고 세상을 보니
인생살이 세월을 세어 볼 틈이 있던가?
50년을 살고 보니
오백 년이 발밑에 눌려 있고
오천 년이 배꼽에 얹혀 있어
그 배꼽 매만지니
오만 년이 두 눈에 보인다.

세상을 알고 시간을 보면
오억 년이 지척이고
헤아릴 수 없는 저 너머의 세월이 보인다.

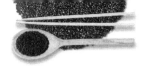

오월

죽창속 숨쉬는 파랑새 소리는
삼남의 황토밭 고랑에 묻었다.
압록강 두만강 건너서 슬픈몸
해방의 춤사위 강물에 보냈다.

고랑에 강물에 알맹이 잠들고
산하의 땅위에 거짓말 매국노
왜노옴 야앙키 해방을 훔치고
4 1 9 5 1 8 해방의 파랑새

잠들지 않았다 멈추지 못한다
광화문 광장에 입불로 촛불로
지금도 파랑새 내일도 해방춤
통일의 춤사위 끝나지 않았다.

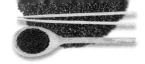

세월호

봄볕에 새순은 초록 소리를 내며
푸르러 푸르렀다.
그리고 하늘은 맑았다.
그러나 하늘은 없었다.
평수구역, 미역, 다시마, 톳이 크는 곳이라
모두 살아
봄볕 누리는 해당화 같은 웃음으로
하늘을 보리라 믿었다.
하루가 지날 때
불길한 숨결이 물속에 잠겼다.
이틀, 사흘, 나흘, 우왕좌왕이 계속되고
바람도, 물살도 변명 없는 곳에서
숨결이 꺾여야 하는 아픔을
그저 슬픔으로 지켜봐야만 했다.
꽃아! 꽃아! 꽃아!
어찌 무엇으로
어찌, 어떻게
어찌해야 할지
눈물만! 눈물만! 눈물만! 이구나.

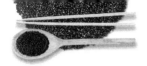

한가위 전야

가끔
별빛 바닷가에 가지 못해
오늘 달빛 마당으로 간다.

달빛 그늘진 호박잎 아래
서늘한 바람 켜줄 삼아 노래하는
풀벌레 소리 모아
솔잎 받쳐 쪄낸
반달 송편에 담는다.

꼬둘 꼬두밥 삭혀 거른
막걸리 한 되
옆구리에 차고

달 마당 버드나무에
그네를 놓아
훨훨 털고 날아
달빛 빌려 타고
별빛을 노래한다.

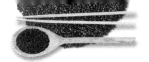

공(空)

바람 불어도
비켜서지 않으리
비탈 도는 끝 길
바위에 서 있는
나무처럼

바람 울어도
막아 닫지 않으리
하늘길 구멍
막 닫아도 그 길
햇살처럼

바람 웃어도
따라 웃지 않으리
구름길 뭉치는 곳
나비 되어 흩날리는
하얀 눈처럼

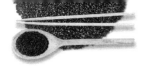

샘

그 샘이 마르면 동네가 망한다고 했다.

그해 여름
햇볕이 뜨거운 숨을 불렀다.
샘물을 퍼서 숨을 삭였다.

기운이 살아났다.

샘을 들여다보았다.
샘 속에도 하늘이 있었다.
하늘이 가까웠다.

소원 놀이를 했다.

하늘아! 하늘님아!
샘 속이 답답하지 않으신가요?
샘 메아리는 웅성거리기만 했다.
하늘님! 소원을 들어주세요.
덕순이 누나 시집가게 하고

복칠이 삼촌 장가들게 하고
울 할머니 오래 살게 하고
아버지, 어머니 돈 걱정 안 하게 하고
우리 형 힘세게 하고
숙이 나에게 시집오게 하고
판·검사 되게 하고…
샘에 빠질 뻔했다.
샘 뚜껑을 덮어주었다.
하늘은 샘에서 뛰어나갔다.

샘은 마르지 않았다.
우리가 샘을 떠났다.
새로 막은 저수지가 삼켜 버렸다.

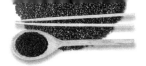

노래

고등학교에서 학생들에게 문학을 가르쳤다.

고전문학은 거개 노래로 가르쳤는데,

그중에서 기억에 남는 것은 「청산별곡(靑山別曲)」과 「제망매가(祭亡妹歌)」였다.

그런데

두 동생이 소풍을 가버린 후에는

「제망매가」를 읊조리며 슬픔을 달래는 버릇이 생겼다.

셋째 아우는 불의의 사고로 불혹을 목전에 두고 소풍을 갔다.

막내아우는 간암을 안고 있다가 마흔둘의 나이에 소풍을 갔다.

서울 S 대학 병원이 재촉하여 소풍을 보냈다.

제망매가(祭亡妹歌)

생사(生死) 길은 예 있으매 머뭇거리고,

나는 간다는 말도 못다 이르고 어찌 갑니까.

어느 가을 이른 바람에 이에 저에 떨어질 잎처럼,

한 가지에 나고 가는 곳 모르온저.

아아, 미타찰(彌陀刹)에서 만날 나 도(道) 닦아 기다리겠노라.

돌아와요 부산항에

꽃피는 동백섬에 봄이 왔건만

형제 떠난 부산항에 갈매기만 슬피 우네

오륙도 돌아가는 연락선마다

목메어 불러 봐도 대답 없는 내 형제여

돌아와요 부산항에 그리운 내 형제여

시대는 달라도 파동은 같다.

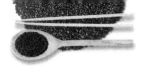

여섯 살

마당 건너편은
뻘밭 되다가 물밭 되었다.
뻘밭을 뜨겁게 달구던 태양은
큰난당구지(여울목)에 노을을 그렸다.
물밭 출렁이는 초저녁
월암산 뒤로 떠오르는 달
달려가서 잡으면 잡힐 듯했다.

"할매! 달 좀 따주라."
"쪼까만 지달려라."
"달 좀 따주란게."
물밭이 훤해졌다.
"소자야! 어쩨야 쓰까. 달이 물에 빠져 버렸는디."
"달 따주랑게."
"자그라. 더 크면 따주께."

훗날 할머니는
"달은 따는 것이 아니라 품는 것이라." 하셨다.

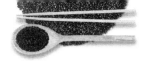

일곱 살

같이 놀던 친구는
남포 집 아들과 쌍둥이네 집 딸이었다.
감잎이 반짝거리는 오후에 감똑을 주워 먹고
갯등(갯벌) 위에서 빠끔살이(소꿉놀이)를 했다.

조개껍데기를 그릇 삼고
갯벌을 곡식 삼아
신랑 각시놀이했다.
찬이 없었다.
시렁기와 농기 잡으려다
온몸에 뻘칠 했다.

쌍둥이네 할매가 불렀다.
"물들어 오면 어쩔라고 갯등에서 논데야."
입술이 파래졌다.
하동할매집 샘가에서 옷을 벗었다.
"째깐헌 것들이 머슬 안다고 개린당가."
그때 알았다.
내 거시기와 그 거시기는 다르다는 것을….

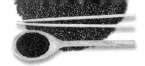

여덟 살

수크령 머리에 하얀 서리 가득한 샛길을 걷다가
군용 신작로 자갈길 언덕을 내려간다.
작은 저수지 밑을 지나 큰 저수지 끼고 돌면
소나무밭 뒤에 학교가 있었다.
운동장에 앙상한 플라타너스가
꿈에 본 도깨비 할아버지처럼 서 있었다.

선생님들은 큰집 누나 시집가는 날에 찍은 사진 같았다.
형들은 군대 가기 전의 삼촌들 같았다.
1학년 1반.
6촌 매형이 담임이었다.
담임이 2개 반을 오락가락하여 자습이 반이었다.
그냥 옥수숫가루 받아먹고 집에 오면 학교는 잊었다.
가면서 걷는 추위와
오면서 걷는 배고픔
가면서 걷는 더위와
오면서 잡았던 개구리와 뱀에 대한 추억만
신작로 돌부리에 가득했다.

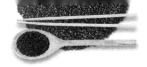

아홉 살

누나는 삐비(싱아)를 벗겨 주었다.
누나는 찔레를 꺾어 주었다.
누나는 산딸기를 따 주었다.
누나는 고동을 삶아 주었다.
누나는 잠을 재워 주었다.
누나는 학교에 가지 않았다.
누나는 내 동생을 업고 다녔다.
누나는 학교 이야기를 좋아했다.

누나는 눈이 크고 맑았다.
누나는 시오리 신작로를 걸어갔다.
눈섬(雪島)에서 버스를 타고 떠난 이후
소식을 들은 적도, 본적도 없다.

누나는
찔레꽃 피워내
산딸기 웃음으로
꿈 그림자 드리운 곳에
삐비로 피어 흔들리고 있었다.

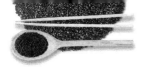

열 살

보리밭 고랑에 꿩 우는 소리
보랏빛 오동나무 꽃에 앉을 때
조부님 제삿날이었다.
제사를 모시기 전부터 형제들의 우애담으로
막걸리 담아 놓은 항아리에 넣는 손이 깊어졌다.

"어! 영민한 우리 조카. 꿈이 뭣이등가."
대답을 못했다. "판사 영감 되었으면 쓰것네."
"암만. 우리 집안도 그런 인물 날 때가 되았제."
"즈그 중조부 묏자리가 인물 하나 떠먹게 헌다는디."

제사를 모시기 전에 잠들었다.
친구들과 소먹이를 갔는데, 비가 오며 갑자기 어두워졌다. 소를
놓지 않으려 고삐를 드세게 잡았는데, 고삐만 쥐고 있었다. 엉엉
울었다.
소뿔을 단 돼지가 달려들었다.
꿈에서 깼다.
바짓가랑이가 젖어 있었다.

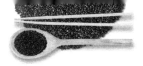

열한 살

유채밭 끝자락 살구꽃
봄비에 젖어 꽃잎 떨구던 날
살구나무 한 가지 다시 피었다.
한 번도 본 적 없었던
꿈속에서나 어렴풋하게 상상했었던
그가 살구꽃 웃음으로 다가왔다.

보리밭 보아도 살구나무
새(鳥) 소리 들어도 살구꽃
가슴은 살구꽃 하늘이었다.
가을 바다 살구꽃 출렁
겨울 털신 편지 넣어
편지 찢겨 흩어질 때
살구꽃 훨훨 날아가 버렸다.

가까이 있어도 보이지 않았다.
멀리 있어도 찾아보지 않았다.
여름이 뜨겁게 지나가는 날,
차가운 얼음 소풍을 갔다는 소식을 들었다.

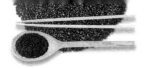

열두 살

학교에서 보면

남쪽에서는 물 건너오는 웅(雄)이

서쪽에서는 뛰어오는 신(信)이

북쪽에서는 달려오는 수(洙)

학교 언저리에서 걸어오는 영(泳)과 성(成)

동쪽에서 오는 친구는 태양이었다.

그냥 모여 있어 좋았고

마냥 나눠 먹으며 기뻤다.

마주 보면 웃고

한 사람이 뛰면 같이 달렸다.

지금

성이는 하늘에 있고

웅과 신은 소식 없는 지 오래다.

영과 수만 가끔 본다.

그냥 모일 수 없어

마냥 나눌 수는 없고

추억으로 마주 보며

칠산 바다 노을, 갈매기와 달린다.

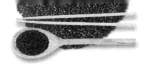

열세 살

육학년 여름이 되었다.
메밀밭에 서면 머리만 메밀밭 위로 나왔다.
그 형은 옥수수만큼 키가 컸다.
그 형이 좋은 것을 보여준단다.
도라지꽃이 두런거리는 소리 들려주는 달밤에
메밀밭 끝자락에 서 있는 옥수수로 몸을 가리고
탱자나무 울타리 밑동 사이 아래를 보며 기다렸다.
구름이 달빛을 타고 서너 번 지나자
하얀 블라우스 입고
날렵한 자전거 타던
소재지 우체국에 다니는 누나가
샘가로 나왔다.
블라우스보다 더 하얀 모습에 숨이 멎었다.
들켰다.
메밀밭을 가로질러 달렸다.
그 형은 잘 뛰었다.
달려도, 뛰어도
메밀밭이었다.

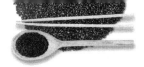

열네 살

2층짜리 사각형 건물
넓은 운동장
6개 초등학교에서 모인 낯선 얼굴들
검정 교복에 달린 누런 단추
빳빳한 모자, 큰 가방, 잉크와 펜
모든 것이 어색했다.
수업은 더 어색했다.
어떤 선생님은 다 외울 때까지 확인하시고
어떤 선생은 혼자 말하다 나가고
그 선생은 질문을 못하게 했다.

한 학생이 "선생님! 석가모니의 본명이 뭐죠?"라고 질문했다. 선
생은 "쓰잘데기 없는 것을 말하느냐."며 면박을 주었다. 고타마
싯달타도 모르냐고 그 학생에게 말해 버렸다. 그 선생에게 끌려
가 그냥 두들겨 맞았다.
왜 맞아야 하는지는 짐작했지만
그렇게 미친놈이 때리는 것을 맞은 것은 처음이었다.
적개심이 반항심으로 훅 커버렸다.

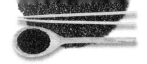

열다섯 살 1

학교 뒤 초가집
속살을 드러낸 미루나무
낮은 담장
함석으로 된 여닫이문
미술 시간 사생(寫生)의 모델이었다.
유채밭 건너 햇볕이 가지런히 앉은 곳에서
미술 용구 준비물 검사를 받고
저마다 사생을 한다.
용구 준비를 못했다.
"야, 인마! 나한테 반항하는 거야."
그 선생은 물감 묻은 붓으로 내 이마를 툭 쳤다.
아무 말도 하지 않았다.
"째깐헌 새끼가 커서 뭐 될라고 벌써부터." 하면서
붓을 들었다.
붓을 걸어 던져 버렸다.
유채밭 내리막길을 미끄러지듯 뛰었다.
"○○○야! ○ 같은 선생은 안 될 난다."
나중에 선생이 되었다.

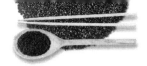

열다섯 살 2

운동장을 가로질러 뛰었다.
교문 앞 개울 다리를 건넜다.
선생은 쫓아오지 않았다.
갈 데가 없었다.
개울 길을 따라 걸었다.
수컷 말들이 거시기를 길게 늘어뜨려 내보이고 있었다.
소재지 오일장 날이었다.
더더욱 갈 데가 없었다.
검은 노송이 웅크리고 서 있는 면사무소 뒤를 지났다.
주머니에 넣고 다닐 만한 공소(公所)에 들어갔다.
왜 학교에 다니지? 출세하려고.
왜 출세하려 하지? 권력과 돈을 얻으려고.
그래. 돈 벌러 가자.
사회 교과서 삽화에 있던 삼일빌딩을 접수하자.

보리밭 고랑, 수꿩이 요란하게 암꿩 부를 때
비둘기호를 탔다.
아침 4시 30분, 용산역에 내렸다.

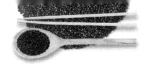

열다섯 살 3

삼일빌딩 가는 길을 몰랐다
망설이는 모습을 누군가가 보는 듯했다.
애써 태연한 척, 버스정류장으로 걸었다.
여기를 벗어나야 해.
버스가 오면 무조건 타자.
버스에서 사람들이 내리자 안내양이 손짓했다.
탔다. 묻지도 못했다. 55번. 봉천동 망우리행.
어디서 내리지. 종로, 동대문, 청량리, 면목동을 지나
상봉동 굴다리 입구에서 내렸다. 갈 데가 없었다.
넝마주이들이 시래깃국에 말아준 냄새나는 밥을 먹었다.
삼일빌딩 근처에도 가보지 못했다.
첫눈 내리기 열이틀 전, 고향으로 내려왔다.

그 후로 13년이 지나도록 미술선생을 애써 잊었다.
보고 싶지도, 알고 싶지도 않았다.
시대의 부침에 휘둘리면서도 고등학교 교사로 발령받았다. 전보
가 왔다.
그 선생님께서 보내준 첫 전보였다.

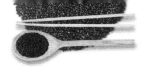

움막에서

바람은 파랗고
새소리는 달다.

물 맑은 노래
새소리에 엉겨
바람 타고
하얀 구름 따라 떠난다.

바람, 새, 물은
소리를 품고서 아프고 삭고
소풍 가는 줄을 모른다.

움막 밖은
생과 삶의 끝없는
하늘인데
매듭지어 어찌하고 무엇하랴.

어디로 가는가?
거기에 가 있는가?

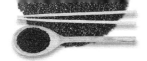

별

올챙이는
개구리가 되고
송아지는 소가 된다.
아기는
아이가 되고
아이는 소년이 된다.
소년은
청년이 되고
청년은 짐승이 된다.
별은
아기가 되고
아기는 별이 되고 싶다.
짐승이다.
청년이 되고 싶다.
지금
장년의 길목에서
소년의
별이 되고 싶다.

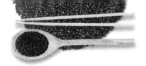

산

산은 본다.
껍질 간지럽혀 움 돋는 온몸을

산은 맡는다.
몸짓 비비는 부끄러운 소리를

산은 숨 쉰다.
잎 잔치, 꽃 잔치, 씨알 잔치
잔치 숨 쉰다.

산은 듣는다.
산골의 노래
산은 말한다.
산이 아니라고

산은 웃는다.
햇살 고운 숨
산 꽃 웃음 따라
산 끝에서

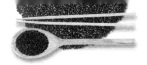

기대

대나무 속 오가는 곤줄박이 박새는
오래 살기를 원할까?

갈참나무에 창고 지어
도토리 상수리 모으는 다람쥐는
부자로 살기를 원할까?

암벽 끝자락 비탈진 곳에서
연분홍 꽃 노래하는 진달래는
꽃이 지지 않기를 원할까?

풀섶 바다에서
노래 부르던 귀뚜라미는
가을이 가지 않기를 원할까?

이사 가버린 집주인
따라가지 못해
다리 밑에서 웅크리고 자는 고양이는
주인이 찾아오기를 원할까?

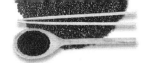

생활 수칙

아침 6시에 일어난다. 10분 정도 미적거린다. 물소금 500㎖를 음양탕으로 만들어 마신다.

아침 7시에 탄화현미 두 숟가락을 잘 씹어 먹는다.

밥과 간장, 김치와 나물 반찬을 먹는다. 탄화현미 두 숟가락을 잘 씹어 먹는다. 물소금 250㎖를 마신다.

간식이 생각나면 탄화현미를 먹거나 익힌 과일을 먹는다. 점심은 12시에 탄화현미 두 숟가락을 잘 씹어 먹는다. 밥과 간장, 김치와 나물 반찬을 먹는다. 탄화현미 두 숟가락을 잘 씹어 먹는다. 물소금 250㎖를 마신다. 간식이 생각나면 탄화현미를 먹거나 익힌 과일을 먹는다. 저녁은 오후 6시에 탄화현미 두 숟가락을 잘 씹어 먹는다. 밥과 간장, 김치와 나물 반찬을 먹는다. 탄화현미 두 숟가락을 잘 씹어 먹는다. 물소금 250㎖를 마신다. 오후 6시 이후에는 물소금 외에는 간식을 먹는 데 신중을 기한다.

기타

- 틈나는 대로 걷고, 일광욕을 한다. 침실의 창은 한 뼘 정도 열어둔다. 외식을 할 경우는 생것과 튀긴 것을 삼가고 적게 먹도록 한다. 생채소는 먹지 않는다. 고기는 외식의 경우에 불가피하게 먹는다.

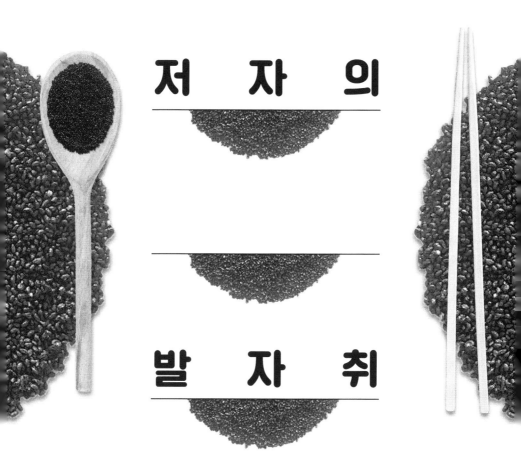

저 자 의

발 자 취

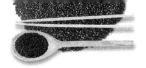

저자의 발자취

무등산 하늘빛과 불갑산 별빛 그리고 월암산 달빛이 드리운 곳에서 조기와 민어를 키우는 칠산바다 바람 소리에 섞여 태어남.

취학 연령이 되어도 키가 1m가 되지 못함.

초등학교 졸업. 책에 쓰여 있는 모든 세상에 대해 매우 궁금했음.

중학교 졸업. 질풍노도의 반항과 열정의 시기. 서울에서 제일 높은 삼일빌딩을 소유하고자 했으나 잠정적으로 포기함. 알베르 카뮈(Albert Camus)를 이해하기 어려웠음.

농업고등학교 졸업. 농업은 생명 자연업임을 알았고, 노작교육(勞作敎育)을 통해 철이 들기 시작함.

얼룩무늬 군복을 입고,
저자 이청준의 『당신들의 천국』을 읽고 법학에 대한 꿈을 버림.
소설을 통해 인간과 사회 그리고 역사에 대한 지평을 넓힘.

사범대학 국어교육과 졸업.
공립고등학교 교사로 9년여 재직 후 양심의 소리에 귀 기울여
교사를 그만둠.

고물상, 건설폐기물 처리업, 건설업 등을 했음.
조선 관련 업종에서는 나름대로 성공을 이루었음.

바늘 없는 낚싯대를 던져 놓고 고래잡이를 하다 모든 것을 던져
버림.

지금은 하늘 밭에서 몸종 노릇을 하고 있음.

그동안 탄화현미를 집에서 만들기 어렵다는 이야기를 많이 들었다.
그런데 이 책의 편집이 끝날 무렵 반가운 연락이 왔다.

장성에 사는 탄화현미 애호가께서 제조 설비를 갖추었다고 한다.

서덕용: 010-8896-8868